AF600986

RECHERCHES CLINIQUES

SUR DIVERSES

MALADIES DU LARYNX

DE LA TRACHÉE ET DU PHARYNX

ÉTUDIÉES

A L'AIDE DU LARYNGOSCOPE

PAR

LE DOCTEUR L. TÜRCK

Médecin en chef I. et R. de l'Hôpital général de Vienne (Autriche).

PARIS

J.-B. BAILLIÈRE ET FILS

LIBRAIRES DE L'ACADÉMIE IMPÉRIALE DE MÉDECINE

Rue Hautefeuille, 19.

Londres Hipp. Baillière, 219, Regent street. | **New-York** Baillière brothers, 440, Broadway.

MADRID, C. BAILLY-BAILLIÈRE, PLAZA DEL PRINCIPE ALFONSO, 16

1862

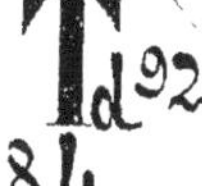
Td 92
84

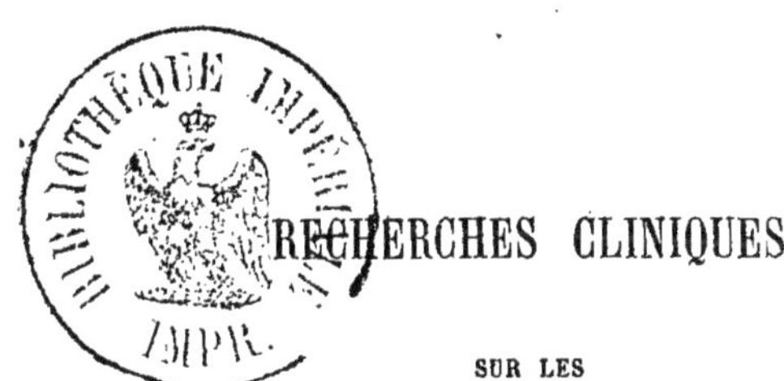

RECHERCHES CLINIQUES

SUR LES

MALADIES DU LARYNX

DE LA TRACHÉE ET DU PHARYNX.

Td 92 84.

Du même Auteur.

MÉTHODE PRATIQUE DE LARYNGOSCOPIE. Édition française publiée avec le concours de l'auteur, accompagnée d'une planche lithographiée et de 29 figures intercalées dans le texte. Paris, 1861, in-8°.

Paris. — Imprimerie de L. MARTINET, rue Mignon, 2.

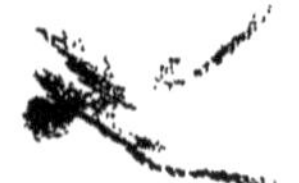

RECHERCHES CLINIQUES

SUR DIVERSES

MALADIES DU LARYNX

DE LA TRACHÉE ET DU PHARYNX

ÉTUDIÉES

À L'AIDE DU LARYNGOSCOPE

PAR

LE DOCTEUR L. TÜRCK

Médecin en chef I. et R. de l'Hôpital général de Vienne (Autriche).

BIBLIOTHÈQUE IMPÉRIALE

PARIS

J.-B. BAILLIÈRE ET FILS

LIBRAIRES DE L'ACADÉMIE IMPÉRIALE DE MÉDECINE

Rue Hautefeuille, 19.

Londres — Hippt Baillière, 219, Regent street.

New-York — Baillière brothers, 440, Broadway.

MADRID, C. BAILLY-BAILLIÈRE, PLAZA DEL PRINCIPE ALFONSO, 16

1862

Tous droits réservés.

TABLE DES MATIÈRES.

FIN DE LA TABLE DES MATIÈRES.

PRÉFACE

Ce travail fait suite à notre *Méthode pratique de laryngoscopie*. Après avoir exposé les détails techniques de l'examen laryngoscopique, nous soumettons au public les résultats que cette méthode nous a donnés jusqu'à ce jour. Quelques-unes de nos observations ont déjà été publiées dans le *Zeitschrift der Gesellschaft der Aerzte* et dans l'*Allgemeine Wiener medizinische Zeitung* (décembre 1858 à 1860).

Nous avons eu l'occasion d'observer un grand nombre de maladies du larynx dans notre service hospitalier, grâce à l'obligeance de M. le directeur de l'hôpital général, le professeur Helm, qui a bien voulu faire diriger dans nos salles les sujets qui pouvaient se prêter aux études laryngoscopiques.

M. Ernest Fritz, interne distingué des hôpitaux de Paris, a bien voulu me prêter son concours pour cette traduction. Je ne terminerai pas sans lui adresser ici mes remercîments.

Plus tard nous avons donné dans l'*Allgemeine Wiener medizinische Zeitung* (1861 et 1862), une série d'articles présentant les résultats de nos recherches sur diverses maladies du larynx, de la trachée et du pharynx. Ce sont ces articles que nous reproduisons ici, complétés par des notes et des observations plus récentes.

L. TÜRCK.

Vienne, novembre 1862.

RECHERCHES CLINIQUES

SUR DIVERSES

MALADIES DU LARYNX

DE LA TRACHÉE ET DU PHARYNX

ÉTUDIÉES A L'AIDE DU LARYNGOSCOPE

DE LA LARYNGITE CATARRHALE (1).

§ 1. — Inflammation catarrhale aiguë.

Les lésions anatomiques qui caractérisent cette forme de laryngite, sont celles qui appartiennent à l'affection catarrhale des muqueuses en général (2), à savoir : une injection plus ou moins prononcée, dont les nuances varient à l'infini, entre une teinte rosée et une rougeur saturée, depuis une vascularisation à ramifications délicates, jusqu'à une hypérémie générale et complète qui donne à la muqueuse une coloration uniforme; un épais-

(1) Publié dans *Allgemeine Wiener medizinische Zeitung*, 1861, n° 49 (3 décembre). — Voyez en outre des observations détachées dans n° 21, 1859 et n° 9, 1860.

(2) Rokitansky, *Path. Anat.*, t. II, p. 40. — J. Cruveilhier, *Traité d'anatomie pathologique générales*. Paris, 1862, t. IV.

sissement accompagné de ramollissement et d'un aspect opalin, dus à l'infiltration d'un liquide séreux dans les mailles de la muqueuse ; enfin, la sécrétion d'un liquide purulent.

Grâce au laryngoscope, il nous est possible de reconnaître ces altérations chez le sujet vivant.

Envisagé au point de vue de l'étiologie, le catarrhe laryngé aigu est soit *idiopathique*, soit *symptomatique*. Il ne sera pas question ici de cette dernière variété, qui accompagne les exanthèmes aigus. Nous laisserons également de côté les éruptions pustuleuses qui peuvent envahir la muqueuse laryngée dans le cours de la variole. Notre description s'appliquera donc exclusivement au catarrhe aigu et idiopathique.

1° Siége et étendue.

Les altérations anatomo-pathologiques occupent une étendue plus ou moins considérable, soit dans le larynx lui-même, soit dans les parties voisines.

Les parties suivantes du larynx peuvent être affectées chacune d'une manière exclusive ou au moins prédominante, et avec des degrés variables d'intensité : l'épiglotte, les cordes vocales supérieures, le revêtement muqueux des cartilages de Santonini et des cartilages aryténoïdes, les replis ary-épiglottiques, enfin les cordes vocales proprement dites.

Tantôt limitée à l'une ou l'autre de ces parties, tantôt étendue à plusieurs à la fois, l'affection peut n'occuper que l'un des côtés de l'organe, envahir les deux côtés à la fois, ou enfin prendre possession de la muqueuse dans toute son étendue. Le catarrhe aigu du larynx s'accompagne d'ailleurs souvent d'une affection analogue des muqueuses voisines, de la trachée, des bronches et de la partie supérieure du pharynx. Parfois aussi c'est le catarrhe de ces parties qui est le fait primitif, et l'affection laryngée vient s'y joindre consécutivement.

2° Symptômes.

Les symptômes offrent des différences en rapport avec les localisations diverses de l'inflammation.

L'*épiglotte* présente parfois une simple injection, occupant ses deux faces antérieure et postérieure, ou bien, ce qui paraît être le cas le plus fréquent, seulement sa face postérieure. Ailleurs on la trouve tuméfiée, et ce gonflement peut aller jusqu'à transformer l'organe en une sorte de bourrelet épais, qui est asymétrique lorsque les deux côtés ne sont pas affectés avec une égale intensité. Divers auteurs anciens (Home et autres) ont décrit une inflammation de l'épiglotte, dans laquelle cet opercule apparaît derrière la langue sous forme d'un corps rouge et arrondi, et dans laquelle les malades accusent de la douleur en avalant, et une sensation de pesanteur rapportée à l'intervalle qui sépare l'os hyoïde du cartilage thyroïde. Cette description est parfaitement exacte ; mais il appartenait à la laryngoscopie de démontrer que la dysphagie peut être due soit à l'inflammation, soit à l'ulcération de l'épiglotte seule, toutes les parties voisines étant intactes. Sans le laryngoscope, l'existence de cette affection à l'état d'isolement pouvait être tout au plus supposée. Quant à l'endolorissement de l'épiglotte enflammée, je l'ai souvent constaté directement en touchant cet organe avec l'index introduit sur les côtés de l'isthme du gosier.

Lorsque l'inflammation occupe le *revêtement muqueux des cartilages de Santorini et des aryténoïdes*, le laryngoscope fait voir que ces parties sont le siége d'une injection et d'une tuméfaction plus ou moins prononcées; les mêmes altérations se remarquent habituellement au niveau du segment sus-glottique de la paroi postérieure du larynx. L'inflammation, ainsi limitée, suffit également pour rendre la déglutition douloureuse, indépendamment d'une affection concomitante de l'isthme du gosier ou du pharynx. Toute tentative d'avaler, et à plus forte raison la déglutition, s'accompagne nécessairement d'un tiraillement de ces parties, et lorsqu'elles sont le siége d'une inflammation très vive, la déglutition peut même être complétement empêchée. Les mouvements des cartilages, et, par suite, ceux des cordes vocales inférieures, peuvent également être entravés dans les mêmes circonstances.

Les *cordes vocales supérieures* sont le plus souvent affectées en même temps que la muqueuse de l'épiglotte ou des cartilages de Santorini et des aryténoïdes. L'inflammation peut cependant être limitée à ces replis, ou même à l'un d'eux seulement. Lorsque la phlogose a acquis une certaine intensité, les cordes vocales supérieures apparaissent sous forme de bourrelets rouges, parfois bosselés, qui recouvrent tout ou partie des cordes vocales inférieures, et effacent les ventricules de Morgagni. Comme ces bourrelets opposent en outre un obstacle mécanique au déplacement des cordes vocales inférieures de dedans en dehors, la glotte se trouve rétrécie.

Du côté des *cordes vocales inférieures*, on trouve une injection générale ou partielle, et, dans ce dernier cas, elle occupe une étendue plus ou moins considérable. Entre une teinte rosée pâle et la rougeur la plus saturée, on observe toutes les nuances intermédiaires. On constate parfois un gonflement manifeste qui affecte tantôt la forme d'un liséré rougeâtre, faisant saillie à la face interne des cordes vocales, tantôt celle d'une petite tumeur circonscrite et arrondie. Dans quelques cas qui se sont présentés à mon observation, les cordes vocales ou d'autres parties circonscrites de la muqueuse laryngée avaient l'aspect que leur donnerait le contact d'une solution légère de nitrate d'argent. L'épithélium paraissait être mortifié.

Parmi les *symptômes fonctionnels*, la *toux* n'est en rien caractéristique de l'inflammation des cordes vocales. Elle accompagne, en effet, la plupart des catarrhes de la muqueuse respiratoire. La pression exercée sur le larynx est le plus souvent douloureuse, notamment au niveau du cartilage cricoïde.

L'*enrouement*, à des degrés variables, parfois peu prononcé, est, d'après mes observations, un symptôme à peu près constant. J'ai remarqué une fois que cette altération de la voix avait complétement disparu, alors que les cordes vocales étaient encore le siége d'une injection et d'un gonflement manifestes.

Enfin, l'inflammation des cordes vocales inférieures peut avoir pour conséquence le *rétrécissement de la glotte*.

Il est indispensable que cette ouverture soit béante dans de certaines limites, pour que la respiration s'exécute normalement. Le rétrécissement de la glotte peut être l'effet de deux ordres de causes : les unes entravent les mouvements que les cordes vocales exécutent à l'état physiologique de dedans en dehors ; les autres diminuent directement le champ de l'orifice glottique. Parmi les premières dont nous avons déjà dit un mot il faut citer : *a.* la tuméfaction des tissus qui revêtent les cartilages de Santorini et les aryténoïdes, lésion qui diminue ou abolit les mouvements de ces cartilages et des cordes vocales qui s'y insèrent ; *b.* la tuméfaction des cordes vocales supérieures (1), qui entrave mécaniquement, comme nous l'avons déjà dit, le déplacement des cordes vocales inférieures de dedans en dehors ; *c.* peut-être aussi des troubles de la contractilité musculaire (2).

Parmi les causes directes, nous trouvons : *a.* la tuméfaction des cordes vocales inférieures lorsqu'elle dépasse certaines limites ; *b.* le gonflement des cordes vocales supérieures qui viennent déborder les lèvres de la glotte ; *c.* une altération analogue de la muqueuse qui revêt la face antérieure de la paroi postérieure du larynx ; *d.* enfin l'accumulation d'une sécrétion muco-purulente dont l'expulsion est rendue difficile par le fonctionnement insuffisant des parties affectées. On sait que le catarrhe aigu du larynx peut entraîner la mort par asphyxie, notamment lorsqu'il se complique d'œdème de la glotte.

(1) Et de la partie externe des cordes vocales inférieures.

(2) La paralysie des muscles qui dilatent la glotte, ou le spasme de ceux qui la rétrécissent.

3° Marche, durée, terminaisons.

Dans les cas les plus légers, la lésion ne va pas au delà d'une simple hypérémie, qui passe ensuite directement à la résolution. La durée de l'affection est alors renfermée dans des limites très restreintes, et est souvent de quelques jours seulement. Il n'en est plus de même lorsque la rougeur se présente sous forme d'une teinte uniforme, et surtout lorsqu'elle siége au niveau des cordes vocales inférieures. Il faut alors compter sur une durée de quelques semaines. On voit souvent persister, pendant plusieurs mois, des inflammations extrêmement limitées. Nous reviendrons sur ce point en parlant du catarrhe chronique. Dans les cas les plus graves, la maladie peut arriver rapidement, en peu de jours, à son maximum d'intensité, et aboutir, dans le même délai, à une ulcération superficielle. Ces ulcères peuvent d'ailleurs guérir spontanément et sans laisser de perte de substance, lorsque la phlogose des parties environnantes s'est dissipée.

Le laryngoscope seul nous met à même de faire le *diagnostic différentiel* entre le catarrhe aigu du larynx et une affection que l'on a eu souvent le tort de confondre avec lui. On observe, chez beaucoup de sujets atteints de catarrhe bronchique, de bronchite on de phthisie pulmonaire, une toux fréquente et un enrouement qui peut aller jusqu'à l'aphonie. Ces symptômes ont une durée variable. On les voit fréquemment disparaître au bout d'un petit nombre de jours; mais il arrive aussi qu'ils persistent beaucoup plus longtemps, ou que leur disparition soit suivie d'une récidive facile. C'est ce qu'on remarque surtout chez les tuberculeux. On croit généralement, dans ce cas, que l'on se trouve en présence d'un catarrhe laryngé ou bien d'ulcérations du larynx, lorsqu'on a affaire à des phthisiques. J'ai démontré dans une autre occasion (1) qu'il n'en est rien et qu'il n'y a là que des troubles de l'innervation. Cette distinction ne pouvait évidemment être établie qu'avec le secours du laryngoscope.

§ 2. — Catarrhe chronique du larynx.

Lorsque le catarrhe chronique du larynx est *idiopathique*, il peut avoir succédé à un catarrhe aigu. D'autres fois il s'établit d'emblée. Parmi les faits que j'ai observés et qui appartiennent à la dernière catégorie, je signalerai surtout certaines inflammations essentiellement circonscrites des cordes vocales qui, complétement indolentes, ne s'accompagnant pas même invariablement de toux, et n'occasionnant qu'un enrouement modéré, n'en sont pas moins fort gênantes pour l'exercice du chant, et persistent avec plus ou moins d'opiniâtreté (2).

(1) *Allgem. Wien. med. Zeit.*, 1860, n° 8 (21 février).

(2) L'emploi topique des agents médicamenteux liquides, tels que la solution de nitrate d'argent, la glycérine iodée, rend quelquefois, comme on sait, des services dans le traitement du catarrhe chronique et des ulcérations chroniques du larynx. A l'exemple de Watson et de Green, je me sers à cet effet d'une petite éponge fixée sur une tige de baleine; afin de pouvoir exprimer une plus grande quantité de liquide, j'ai remplacé le bouton terminal que l'on plaçait au centre de l'éponge, par un petit disque métallique sur lequel j'adapte la base de l'éponge taillée

Le catarrhe chronique et *secondaire* du larynx s'associe, comme on sait, aux ulcérations syphilitiques et tuberculeuses ou cancéreuses. Il peut entraîner à sa suite une induration de la muqueuse et des tissus sous-muqueux.

DE L'ULCÉRATION CATARRHALE ET SIMPLE DU LARYNX (1).

J'ai eu deux fois l'occasion d'observer l'ulcération catarrhale se développant dans la période d'acuité du catarrhe laryngé aigu. Dans l'un de ces cas elle siégeait au niveau des cartilages aryténoïdes et de leurs appendices ; dans un autre elle était située au niveau de la partie postérieure de la corde vocale inférieure du côté gauche.

Ces ulcérations, comme je l'ai déjà dit, n'eurent qu'une durée éphémère et calquée assez exactement sur celle de l'inflammation catarrhale.

J'ai rencontré en outre à plusieurs reprises des ulcérations qui ne s'accompagnaient pas des symptômes du catarrhe. Comme je ne les ai observées qu'après une certaine durée des symptômes laryngés, il ne m'a pas été

en cône. Lorsque je procède à ces applications, j'introduis le laryngoscope de manière à voir suffisamment l'épiglotte pour porter sûrement l'éponge au-dessous d'elle. On peut également se contenter d'un éclairage peu intense, tel que la lumière diffuse concentrée à l'aide du miroir réflecteur. Des expériences répétées sont nécessaires pour apprécier la valeur du *pulvérisateur* de Sales-Girons, dans le traitement des diverses maladies du larynx.

(1) Voyez *Communications laryngoscopiques sur les ulcères du larynx* (*Allgem. Wien. med. Zeit.*, 1860, n° 25, 19 juin).

possible de les rapporter avec certitude à un catarrhe antécédent. Ce qui donnait à cette hypothèse un certain degré de probabilité, c'était la coexistence d'un catarrhe bronchique léger. Toutefois, comme le doute est permis à cet égard, et comme d'ailleurs je ne pouvais rattacher ces ulcérations à aucun état morbide déterminé (tel que syphilis, tuberculose, etc.), je les considérerai ici comme des ulcérations simples du larynx.

Elles occupaient une étendue plus ou moins considérable de la moitié postérieure des cordes vocales inférieures. Dans un cas elles s'étendaient longitudinalement sur la plus grande partie de ces cordes. Une particularité remarquable, c'est que les deux cordes vocales étaient toujours affectées simultanément, et à peu de chose près, dans une mesure identique. La perte de substance était parfois assez profonde. Elle était au contraire très superficielle dans un cas où les ulcérations avaient envahi une grande partie de l'étendue antéro-postérieure des lèvres de la glotte. Celles-ci avaient le même aspect que si on les avait soumises à une abrasion très légère. Dans tous ces cas, la guérison se fit plus ou moins rapidement, suivant l'étendue de la perte de substance. Je n'eus d'ailleurs recours qu'à un traitement expectant ou dirigé de manière à calmer l'irritation.

Les symptômes de ces ulcérations étaient l'enrouement et de la toux, accompagnée parfois de l'expectoration de crachats striés de sang. Dans plusieurs cas, l'affection fut complétement indolente.

DE LA PÉRICHONDRITE LARYNGÉE (1).

Le siége de cette affection est tantôt au niveau des cartilages aryténoïdes ou du cricoïde, tantôt au niveau du thyroïde, ce qui est beaucoup plus rare. Friedreich en a fait connaître récemment un exemple (2).

Le cartilage, dépouillé de son périchondre, est en partie détruit, et la muqueuse qui le recouvre présente une perte de substance correspondante. D'autres fois, la muqueuse restant intacte, il se forme un abcès qui fait saillie à la fois au dehors et dans l'intérieur du larynx, où il détermine un rétrécissement mortel de la glotte. C'est ce que l'on observe principalement au niveau du cartilage cricoïde. Flormann est le premier qui ait publié un cas de ce genre. La périchondrite laryngée se montre, comme on sait, le plus souvent à titre de maladie consécutive, à la suite des exanthèmes fébriles, et notamment de la variole, de la fièvre typhoïde, de la syphilis ; enfin elle est souvent la conséquence d'ulcérations qui creusent en profondeur jusque sur les cartilages. Ce cas est surtout fréquent au niveau des cartilages aryténoïdes. Je mentionnerai en outre un autre mode de production que j'ai constaté dans un cas d'abcès enkysté, à savoir, l'infiltration tuberculeuse du cartilage cricoïde.

Je donnerai ici un résumé des faits de périchondrite laryngée qui se sont présentés à mon observation.

(1) Publié dans *Allgemeine Wiener medizinische Zeitung*, 1861, n° 50 (10 décembre).

(2) *Ueber die Krankheiten des Larynx*, 1858.

§ 1. — Périchondrite avec abcès enkysté.

Le cartilage cricoïde est, comme on sait, celui qui est le plus habituellement affecté dans cette variété.

Un homme âgé de trente-quatre ans, était enroué depuis huit à dix jours; il éprouvait une douleur au niveau du larynx et la respiration était gênée. Depuis un jour seulement l'inspiration était bruyante, et la dyspnée avait atteint un haut degré d'intensité. Depuis deux jours le malade ne pouvait avaler que de petites quantités d'aliments liquides. La pression exercée sur le côté gauche du larynx était douloureuse.

L'examen laryngoscopique fit voir que le bord interne de la corde vocale inférieure gauche, légèrement arrondi, était refoulé en dedans de manière à faire une saillie considérable dépassant la ligne médiane, et que la corde vocale, qui avait d'ailleurs conservé sa couleur normale et son aspect brillant, était complétement immobilisée dans cette situation. Le cartilage de Santorini et l'aryténoïde du même côté avaient également perdu tous leurs mouvements, et leur revêtement muqueux était un peu tuméfié. Du même côté encore on constatait l'élargissement de la fossette limitée d'un côté par le cartilage thyroïde, et de l'autre par l'aryténoïde et le ligament ary-épiglottique (*sinus pyriformis* de Tourtual). Du côté droit, la corde vocale ne présentait aucune altération, et les aryténoïdes ainsi que leurs appendices, n'avaient rien perdu de leur mobilité.

Le malade mourut dans la nuit qui suivit notre examen.

L'autopsie fit voir sur le côté gauche du cricoïde un abcès du volume d'une noisette rempli de pus épais et verdâtre. Il faisait bomber le cartilage thyroïde et empiétait sur le *sinus pyriformis*. D'autre part il avait creusé au-dessous de la corde vocale inférieure gauche, dont le bord interne était arrondi par suite de la distension qu'elle avait éprouvée, et qui faisait vers la glotte une saillie assez considérable pour donner à cette ouverture la forme d'une fente antéro-postérieure.

La moitié gauche du cricoïde était en partie dépouillée de son périchondre, et à sa face postérieure on voyait une tache rugueuse au niveau de laquelle le cartilage était le siége d'une infiltration tuberculeuse. Les plèvres étaient tuberculeuses.

Les symptômes ci-dessus énumérés me paraissent suffisamment caractéristiques, bien que je n'aie pas eu encore l'occasion de comparer cette observation à d'autres analogues.

Il était évident que si la glotte était rétrécie par la saillie immobile formée par l'une des cordes vocales, ce n'était pas comme conséquence d'un état inflammatoire ou œdémateux de ces replis, dont la couleur et l'aspect brillant n'étaient en rien altérés.

L'agrandissement du *sinus pyriformis*, l'embarras de la déglutition, la douleur que le malade éprouvait sur le côté gauche du larynx, et la marche aiguë de l'affection, devaient faire admettre qu'il s'agissait d'une tuméfaction inflammatoire. En mettant ces éléments de diagnostic en rapport avec la saillie singulière formée par les cordes vocales, on était forcément amené à penser que l'inflammation s'était terminée par suppuration, et que la déformation de la glotte était due à la présence d'un abcès.

Si l'on se trouvait en présence d'un pareil ensemble de symptômes, on pourrait donc, je crois, conclure avec certitude à l'existence d'un abcès enkysté.

§ 2. — Périchondrite syphilitique.

Porter a fait connaître, il y a quelques années, un cas de périchondrite observé chez un sujet syphilitique, qui avait été soumis au traitement par des frictions mercurielles. Remarquons ici que, dans bien des cas, dans lesquels la dénudation du cartilage s'accompagne d'une destruction de la muqueuse, il est difficile ou même impossible de décider si la maladie du périchondre a été primitive, ou bien si, de même que l'altération du cartilage, elle n'a été que la conséquence de l'altération de la muqueuse. Cette réflexion s'applique tout particulièrement à la périchondrite syphilitique.

Dans deux cas de cette affection qui sont venus à ma connaissance, la face interne du cricoïde était nécrosée et dépouillée dans une étendue plus ou moins considérable de la muqueuse et du périchondre. Dans un de ces cas, des lésions analogues existaient également au niveau du segment postérieur de plusieurs anneaux de la trachée, et il paraissait probable que la périchondrite avait eu pour point de départ des ulcérations de la muqueuse.

Ces altérations pourraient, en partie, être reconnues peut-être sur le vivant, lorsque les circonstances sont favorables à une exploration laryngoscopique de la paroi postérieure du larynx et de la trachée, c'est-à-dire notamment lorsque la glotte a une ampleur suffisante.

J'ai eu une fois seulement l'occasion de faire l'examen laryngoscopique d'un individu atteint de périchondrite syphilitique. Il me fut impossible d'inspecter les parties situées au-dessous de la glotte, parce que déjà une inflammation secondaire des cordes vocales supérieure et inférieure d'un côté avait causé un rétrécissement de cet orifice. A part les caractères propres à cette inflammation, on constatait, sur la moitié postérieure des deux cordes vocales inférieures, un liséré longitudinal, fortement dentelé, que l'on ne pouvait considérer que comme le bord supérieur d'une ulcération située sur la paroi postérieure du larynx. Cette présomption fut pleinement confirmée par l'autopsie. — En outre, la pression exercée d'avant en arrière sur le larynx et sur la trachée était douloureuse, et l'haleine avait une odeur extrêmement fétide.

Chez un autre sujet, que je n'avais pas examiné pendant la vie, l'autopsie démontra également que, grâce à l'ulcération et à l'épaississement des cordes vocales inférieures, il aurait été impossible de reconnaître à l'aide du laryngoscope le travail destructif dont la paroi postérieure du larynx avait été le siége.

§ 3. — Périchondrite suite de fièvre typhoïde.

La périchondrite et les ulcérations diphthéritiques de la paroi postérieure du larynx comptent parmi les affections laryngées les plus importantes qui puissent se développer dans le cours de la fièvre typhoïde.

Dans la diphthérie, la muqueuse est d'abord infiltrée par une exsudation particulière, qui se mortifie et cause ainsi des pertes de substance de la muqueuse. Celles-ci s'observent dans la fièvre typhoïde surtout sur la paroi postérieure du larynx, au niveau des muscles transverses.

Il arrive souvent qu'elles continuent de creuser en profondeur, aboutissant à la formation d'un foyer sanieux, dans lequel on trouve ordinairement l'aryténoïde isolé de ses connexions avec les parties voisines, et baignant dans un liquide putride (Rokitansky). Il est souvent très difficile d'établir une distinction entre ces lésions consécutives à la diphthérite, et la périchondrite qui s'établit d'emblée dans le cours de la fièvre typhoïde (Dittrich); à plus forte raison, est-il impossible de faire la différence au lit du malade.

Lorsqu'un sujet atteint de fièvre typhoïde, est pris d'enrouement, et surtout lorsqu'à l'enrouement succède l'aphonie, on peut présumer que le larynx est le siége, soit d'une affection diphthéritique, soit d'une périchondrite. L'aphonie passe, du reste, souvent inaperçue, notamment lorsqu'elle fait son apparition peu de jours seulement avant la mort, parce qu'on néglige de rechercher ce symptôme chez les malades plongés dans le coma.

Par contre, il est des cas où la diphthérite ou la périchondrite laryngée font éclater les symptômes les plus alarmants; c'est lorsqu'elles donnent lieu à une tuméfaction inflammatoire considérable des parties voisines.

J'ai eu cinq fois l'occasion d'entreprendre l'exploration laryngoscopique dans ces conditions, chez des sujets âgés de quatorze à vingt-cinq ans.

Chez tous ces malades, l'affection laryngée se déclara à une période assez avancée de la fièvre typhoïde. Deux fois, ce fut dans la cinquième semaine, et trois fois dans le septième ou le huitième septénaire. Dans tous les cas, la convalescence commençait à s'établir. Une inflammation aussi vive ne serait peut-être guère possible à l'époque où les forces sont en proie à la prostration la plus profonde.

La toux, un enrouement plus ou moins prononcé, des douleurs laryngées, la dyspnée, tels sont les symptômes que j'ai notés invariablement. La déglutition était, en outre, gênée chez plusieurs malades. La dyspnée, due au rétrécissement du larynx, arriva toujours à un degré tel, que la trachéotomie devint indispensable, du deuxième au cinquième jour, pour empêcher la mort par suffocation.

L'examen laryngoscopique faisait voir, soit une tuméfaction inflammatoire occupant, l'une des cordes vocales inférieures seulement, ou simultanément des cordes vocales supérieures ou le revêtement muqueux des cartilages de Santorini et des aryténoïdes; — soit un œdème inflammatoire de cette dernière région; — soit la même lésion, portée à un haut degré, et occupant les deux cordes vocales inférieures. Il en était ainsi chez deux malades qui avaient présenté les symptômes de la dyspnée la plus intense. Chez l'un d'eux, j'aperçus très distinctement, sur l'une des cordes vocales inférieures, une perte de substance provenant, sans doute, d'une ulcération diphthéritique.

Parmi les cinq malades opérés dans ces conditions,

deux succombèrent, et, à l'autopsie, nous constatâmes les lésions propres à la périchondrite. Les trois autres guérirent, mais ils restèrent, et ils resteront probablement astreints tous les trois à l'usage permanent de la canule trachéale, la glotte rétrécie étant devenue insuffisante pour les besoins de la respiration. Chez l'un d'eux, on observa ultérieurement l'élimination de fragments cartilagineux. Chez les deux sujets autopsiés, il était évident qu'il y avait eu une périchondrite, soit primitive, soit consécutive à une mortification de la muqueuse. Chez un autre malade, on put s'assurer par l'inspection laryngoscopique de l'existence d'une ulcération probablement diphthéritique (1).

DES AFFECTIONS SYPHILITIQUES DU LARYNX (2).

§ 1. — **Ulcérations syphilitiques.**

Le siége de prédilection des ulcérations syphilitiques secondaires est sur l'épiglotte; c'est aussi dans ce point

(1) J'ai eu récemment l'occasion d'observer un cas de périchondrite laryngée développée dans le décours d'une variole. Les symptômes ressemblaient beaucoup à ceux qui ont été décrits ci-dessus. A l'autopsie, la moitié postérieure du cricoïde fut trouvée dénudée, baignée de pus, nécrosée et divisée, près de la ligne médiane, en deux moitiés latérales. L'un des aryténoïdes était en outre complétement détruit. Chose remarquable, malgré des désordres si considérables, la malade n'avait pas perdu la voix.

(2) Publié dans *Allgem. Wien. med. Zeit.*, 1861, n° 52 (24 décembre). — Voyez en outre : *Communications laryngoscopiques sur les ulcérations du larynx* (*Ibid.*, 1860, n° 25; 19 juin) et des observations

qu'elles se présentent avec les caractères les mieux accusés. Pour peu que leur existence se prolonge, elles manifestent une tendance évidente à creuser en profondeurs. Je n'en ai pas vu, pour ma part, une seule qui, étant de quelque ancienneté, n'eût perforé l'épiglotte de part en part. Une fois que les choses en sont là, le bord de l'opercule laryngé est toujours détruit dans une étendue plus ou moins considérable, ou bien une grande partie de l'organe a cessé d'exister. Dans un seul cas, qui était de date assez récente, l'ulcération était restée bornée aux couches superficielles.

D'après ce que j'ai vu, l'ulcération syphilitique partage cette tendance destructive avec le lupus et avec les ulcères carcinomateux. Elle se manifeste plus rarement dans les ulcérations épiglottiques qui accompagnent la tuberculisation pulmonaire.

Tout autour de l'ulcération, ou bien même sur tout le reste de l'épiglotte, la muqueuse est injectée, et présente habituellement une tuméfaction considérable. Comme des débris de l'épiglotte se renversent en outre fortement en arrière et en bas, l'intérieur du larynx n'est quelquefois accessible à l'inspection que dans une mesure très restreinte, et l'on se trouve particulièrement dans l'impossibilité de voir l'angle antérieur de la glotte. Il résulte de là qu'il n'est jamais possible, dans ces conditions, de déterminer rigoureusement si la lésion est limitée à

détachées dans *Zeitschrift d. Gesellschaft d. Aerzte*, 1858, n° 51 (20 décembre), et 1859, n° 11 (14 mars), ainsi que dans *Allgem. Wien. med. Zeit.*, 1859 n° 8 (21 février) et n° 22 (31 mai).

l'épiglotte, ou si elle occupe simultanément des parties situées plus profondément.

L'hypérémie et la tuméfaction de la muqueuse peuvent survivre longtemps à la cicatrisation de l'ulcère.

Les pertes de substance anciennes de l'épiglotte présentent assez souvent un bord onduleux au niveau duquel il est parfois facile de reconnaître le cartilage jaune mis à nu.

C'est un fait généralement connu que ces lésions, alors même qu'elles sont très étendues, sont compatibles avec une déglutition facile.

Les *cordes vocales inférieures* sont assez fréquemment le siége d'ulcérations syphilitiques qui peuvent occuper une étendue considérable dans le sens antéro-postérieur de la glotte. La voix est alors enrouée.

Chez les malades qu'il m'a été donné d'observer, les cordes vocales des deux côtés étaient toujours prises simultanément.

Ces ulcérations ont une profondeur variable. Elles peuvent être entourées d'une aréole inflammatoire qui occupe, soit un point limité, soit la totalité de la portion non ulcérée des cordes vocales. Elles s'accompagnent parfois d'excroissances irrégulières de la muqueuse, ou d'ulcères siégeant sur la paroi postérieure du larynx (face antérieure). Elles ont alors une certaine analogie avec les ulcérations des phthisiques.

Le diagnostic différentiel a pour base l'existence simultanée d'autres accidents syphilitiques d'une part, et de l'autre les antécédents du malade.

Lorsque l'examen laryngoscopique de la glotte est

rendu impossible ou demeure incomplet par le fait des altérations de l'épiglotte, l'existence d'ulcérations situées sur les cordes vocales inférieures peut seulement être présumée avec quelque probabilité, d'après la nature des symptômes fonctionnels.

Les ulcérations peu profondes des cordes vocales inférieures se cicatrisent sans laisser une perte de substance reconnaissable au laryngoscope. Il n'en est pas de même pour les ulcérations très étendues en surface et en profondeur ; elles sont suivies de diverses déformations des cordes vocales, de rétrécissements du larynx, et notamment d'adhérences membraneuses au niveau de l'angle antérieur de la glotte.

Les ulcérations syphilitiques peuvent d'ailleurs siéger également au niveau des replis ary-épiglottiques, sur le revêtement muqueux des aryténoïdes, etc. (1).

Voici ce que l'expérience m'a appris relativement aux rapports, très variables comme on sait, qui peuvent exister *entre les ulcérations du larynx et celles des parties voisines*.

a. La plupart des sujets atteints d'ulcérations syphilitique du larynx portent en même temps des ulcérations, ou au moins des cicatrices sur les amygdales, le voile du palais ou ses piliers, la base de la langue ou la paroi postérieure du pharynx, etc. L'épiglotte et les parties situées plus profondément peuvent être atteintes simultanément

(1) J'ai observé récemment une ulcération fort étendue et profonde, à bords décollés, au niveau du bord supérieur et de la face pharyngée de la paroi postérieure du larynx. Dans un autre cas, on voyait dans le même point une large cicatrice, à direction transversale.

d'une lésion analogue, et on voit même parfois une seule et unique ulcération s'étendre depuis le palais jusque dans l'intérieur du larynx. Il peut également arriver que l'épiglotte soit épargnée et que les cordes vocales, ou d'autres parties situées au-dessous de l'épiglotte, soient seules atteintes.

b. Chez d'autres malades, on ne trouve aucune lésion au niveau du palais, de l'isthme, etc. Ici encore les ulcérations peuvent être exclusivement sous-épiglottiques, n'occuper, par exemple, que les cordes vocales ; ou bien l'épiglotte en offre également.

Chez les malades de cette dernière catégorie, on ne peut assigner avec certitude aux ulcérations une origine syphilitique, à moins que l'on ne retrouve simultanément des manifestations secondaires à la peau ou ailleurs. Il faut alors tenir compte : *a*. des anamnestiques, qui peuvent révéler que le malade a eu un chancre quelques années auparavant; *b*. de l'absence de la tuberculose, lorsque les ulcérations ressemblent à celles qui acccompagnent la phthisie pulmonaire ; *c*. des caractères anatomiques ci-dessus décrits, lorsque l'épiglotte est ulcérée.

On ne peut méconnaître une certaine analogie entre le lupus et la syphilis, tant sous le rapport des ulcérations laryngées elles-mêmes que pour les relations qu'elles affectent avec celles des parties voisines (le palais, etc.) (1).

(1) Voyez deux observations de lupus du larynx que j'ai publiées dans *Zeitsch. d. Gesellsch. d. Aerzte*, 1859, n° 11 (14 mars), et dans *Allgem. Wien. med. Zeit.*, 1860, n° 8 (21 février).

§ 2. — Excroissances syphilitiques de la muqueuse.

On peut sans hésiter regarder comme telles certaines végétations volumineuses, analogues aux plaques muqueuses, du moment que le malade présente d'autres accidents syphilitiques, et que ces excroissances disparaissent sous l'influence d'un traitement antisyphilitique général.

Un seul cas de ce genre s'est présenté à mon observation (1). La malade était une journalière qui portait de vastes cicatrices et ulcérations syphilitiques au palais, au voile staphylin, dans l'espace naso-pharyngien et à l'épiglotte.

Une production analogue à une plaque muqueuse était située au niveau du cartilage de Santorini et de l'aryténoïde du côté gauche et recouvrait le segment postérieur de la corde vocale inférieure du même côté. Une autre excroissance plus allongée était située à droite au-devant des mêmes cartilages; elle empiétait sur la corde vocale supérieure et recouvrait complétement la corde vocale inférieure. Dans l'occlusion de la glotte, la première de ces tumeurs venait se placer au-dessus de l'autre dans sa partie postérieure. Toutes deux disparurent complétement à la suite d'un traitement par les frictions mercurielles.

Il faut, en outre, mettre sur le compte de la vérole des gonflements circonscrits de la muqueuse et de petites végétations arrondies, que l'on observe chez des sujets syphilitiques et qui cèdent au traitement spécifique.

J'ai rencontré un cas de ce genre dans lequel le diagnostic n'était pas douteux; mais je n'ai pas pu faire un

(1) J'en ai vu depuis deux autres exemples.

nouvel examen laryngoscopique après la disparition des symptômes fonctionnels, qui fut obtenue à l'aide d'un traitement mercuriel.

A part la *périchondrite* syphilitique dont il a déjà été question, il reste à mentionner la tuméfaction inflammatoire qui peut s'associer aux ulcérations syphilitiques aussi bien qu'à la périchondrite, et donner lieu à un rétrécissement aigu du larynx.

J'ai eu occasion d'observer un cas de ce genre. L'épiglotte, fortement injectée et gonflée, paraissait être ulcérée vers son milieu ; les cordes vocales supérieures et inférieures étaient également le siége d'une rougeur vive et d'une tuméfaction assez considérable pour rétrécir la glotte d'une manière alarmante. L'examen laryngoscopique ne fut d'ailleurs pas très complet, parce que la bouche ne pouvait être largement ouverte et à cause de l'accumulation d'une sécrétion abondante. Aussi ne m'a-t-il pas été possible de m'assurer si les cordes vocales n'étaient pas ulcérées aussi bien que l'épiglotte (1).

L'iodure de potassium et les frictions mercurielles modérées donnent de fort beaux résultats dans le traitement de la syphilis du larynx.

(1) D'après les observations que j'ai été à même de faire, je regarde comme des faits d'*inflammation syphilitique de la muqueuse laryngée*, certains cas dans lesquels le laryngoscope montre les cordes vocales inférieures ou d'autres parties de la muqueuse laryngées, gonflées, rouges, ou autrement altérées dans leur couleur et quelquefois garnies de petites végétations ou d'ulcérations. L'origine syphilitique de ce catarrhe laryngé chronique ne saurait être douteuse lorsqu'on l'observe chez des individus syphilitiques, et lorsque le traitement spécifique en fait justice. C'est ce que j'ai eu plusieurs fois l'occasion de voir.

DES MALADIES DU LARYNX CHEZ LES PHTHISIQUES (1).

§ 1. — Ulcérations.

L'affection tuberculeuse du larynx a été, comme on sait, complétement niée par Louis (2). Hasse et Rheiner n'admettent l'existence des ulcérations tuberculeuses que pour un nombre très restreint de cas. Ce qui démontre que l'opinion de Louis admet au moins des exceptions, c'est que le larynx est envahi quelquefois, bien que rarement, par la tuberculisation miliaire. J'ai vu un cas de ce genre dans lequel il était impossible de se méprendre sur la nature des lésions. La muqueuse laryngée renfermait des groupes serrés de granulations miliaires et, en outre, elle était le siége d'ulcérations considérables au niveau de la paroi postérieure du larynx et des cordes vocales.

D'après Rokitansky, les ulcérations tuberculeuses du larynx siégent de préférence sur la paroi postérieure au niveau des muscles transverses.

A part les ulcérations tuberculeuses, on rencontre chez les phthisiques d'autres ulcérations auxquelles on ne peut reconnaître aucun caractère spécifique, soit sur le vivant à l'examen avec le laryngoscope, soit à l'inspec-

(1) Publié dans *Allgem. Wien. med. Zeit.*, 1862, nos 2 et 3 (14 et 21 janvier). — Voyez en outre mes *Communications laryngoscopiques sur les ulcérations du larynx* (*Ibid.*, 1860, n° 25; 19 juin), et des observations détachées (*Ibid.*, 1859, n° 22; 31 mai; et *Zeitsch. der Ges. d. Aerzte*, n° 11; 14 mars 1859).

(1) *Recherches anatomiques, pathologiques et thérapeutiques sur la phthisie*. Paris, 1843.

tion nécroscopique. Ce sont des ulcérations simples, catarrhales. D'autres sont peut-être folliculaires; ce qui semblerait le prouver, c'est que les follicules en grappes sont très abondants dans les points qui sont le siége habituel des ulcérations des phthisiques, c'est-à-dire à la face profonde de l'épiglotte et dans l'endroit signalé par Rokitansky.

La prédilection que ces ulcérations affectent pour le segment inférieur de la face profonde de l'épiglotte a déjà été signalée par Louis. Il est fort rare que cet organe soit perforé de part en part. Cela se voit cependant quelquefois immédiatement au-dessus de la glotte, soit sur la ligne médiane, soit sur les côtés. Les bords de l'épiglotte sont alors comme érodés, et la perte de substance est quelquefois très considérable. Le plus souvent, toutefois, les contours de cet appendice ne sont pas altérés, alors même que les ulcérations occupent une surface considérable. Il y a sous ce rapport une différence souvent très frappante entre les ulcérations des phthisiques et celles qui dérivent de la syphilis, du lupus et du cancer.

En dehors de la phthisie pulmonaire, on ne rencontre presque jamais d'ulcérations étendues, siégeant à la paroi postérieure de l'épiglotte, si ce n'est dans des circonstances dans lesquelles l'examen laryngoscopique est impraticable, comme dans la fièvre typhoïde, où du reste toute confusion avec la phthisie pulmonaire est impossible.

Par conséquent, on pourra conclure presque sûrement à la présence de tubercules dans les poumons toutes les fois que l'on constatera des ulcérations considérables sur la face profonde de l'épiglotte et que les bords de cet organe n'auront pas été entamés.

On réussit parfois à voir ces ulcérations presque de face, mais le plus souvent on ne peut en obtenir qu'une vue très oblique. On reconnaît alors que des parties correspondantes de l'épiglotte sont inégales et couvertes d'une sécrétion blanchâtre.

Pour procéder à cette explorations, il est le plus souvent avantageux de faire renverser au malade la tête en arrière et de lui faire exécuter divers actes respiratoires. Malgré ces précautions, on n'obtient souvent qu'un résultat fort incomplet.

Ce qui contribue souvent à rendre l'examen laryngoscopique fort difficile, c'est le gonflement de l'épiglotte, laquelle se trouve en même temps fortement renversée en arrière. J'ai pu toutefois, même dans les conditions les plus défavorables, apercevoir un instant la partie moyenne de l'épiglotte, en introduisant très rapidement le laryngoscope jusqu'à la paroi postérieure du pharynx, et en profitant du moment où cette manœuvre commence à provoquer des efforts de vomissement; l'épiglotte éprouve, en effet, à ce moment un redressement passager.

Les ulcérations qui occupent la face profonde de l'épiglotte permettent à la déglutition de s'effectuer sans douleurs, et produisent tout au plus une dysphagie très modérée, à moins qu'elles ne s'accompagnent d'une inflammation intense de l'organe.

Les ulcérations des *cordes vocales inférieures* n'ont pas des caractères aussi nettement tranchés que celles dont il vient d'être question.

Nous trouvons ici des ulcérations très superficielles, qui ne diffèrent en rien, à l'examen laryngoscopique, des ulcérations simples qui ont été décrites plus haut. Au lieu de leur aspect tendineux naturel, ces replis présentent une teinte gris jaunâtre, pâle, dans la plus grande partie de leur diamètre antéro-postérieur; il est rare qu'ils offrent ce changement de couleur dans toute leur largeur. En les examinant obliquement, on voit qu'ils ont perdu leur éclat normal et qu'ils ont subi une légère perte de substance, donnant lieu à une dépression très superficielle. Il est impossible même en se servant d'appareils grossissants, de reconnaître des tubercules dans la muqueuse avoisinante.

On rencontre bien plus fréquemment des pertes de substance assez considérables, occupant presque toute la longueur des cordes vocales inférieures, ou, ce qui est plus rare, de l'une de ces cordes. Au centre de ces ulcérations, on remarque assez habituellement un sillon étroit, qui paraît plus large et plus profond sur le cadavre. L'ulcération peut occuper l'une ou l'autre face des cordes vocales inférieures. Elle affecte volontiers une forme très irrégulière. Dans quelques cas, ses bords sont décollés; c'est une disposition que j'ai pu reconnaître de la manière la plus distincte à l'aide du laryngoscope.

Ces ulcérations des cordes vocales inférieures, alors même qu'elles sont fort étendues, produisent fréquemment un simple enrouement et non une aphonie complète.

Les ulcérations des *cordes vocales supérieures*, sans être très rares, sont cependant moins fréquentes que celles des cordes vocales inférieures. Elles sont isolées, limitées à des points circonscrits, ou bien elles se continuent, en envahissant simultanément les ventricules de Morgagni, avec une lésion analogue des cordes vocales proprement dites.

Les ulcérations qui siégent sur le *segment supérieur de la paroi laryngée postérieure* (face antérieure), c'est-à-dire dans la muqueuse qui revêt les muscles transverses, entre les cartilages aryténoïdes, sont assez fréquentes, et leur apparition constitue une forte présomption en faveur de la présence de tubercules dans les poumons. Il est souvent possible de s'assurer de leur existence à l'aide du laryngoscope, qui permet d'apercevoir une partie de leur bord supérieur. Il faut, pour arriver à ce résultat, éviter, au moins dans la généralité des cas, de renverser la tête du malade en arrière. On voit alors, dans la région dont il s'agit, un liséré garni de plusieurs dentelures à angles aigus; ou bien encore, on ne découvre que deux ou trois dentelures de cè genre, juxtaposées et occupant approximativement un plan horizontal unique. Ces dentelures, qui font partie du bord supérieur de l'ulcération, ont une couleur blanchâtre, sale. Il ne faudrait pas les confondre avec de petites saillies plus ou moins pointues, dues à une hypertrophie partielle de la muqueuse, que l'on voit assez souvent rangées suivant une ligne soit horizontale soit verticale, dans le catarrhe aigu ou chronique.

Dans quelques cas, une petite étendue de la surface de l'ulcération devient en outre accessible à la vue.

Il serait superflu d'exposer les raisons qui ne permettent pas de confondre ces ulcérations avec les ulcérations diphthéritiques qui peuvent se développer pendant la fièvre typhoïde et dans d'autres maladies. Il est plus difficile de les distinguer des ulcérations soit syphilitiques soit concomitantes d'une périchondrite syphilitique, et situés sur la paroi postérieure du larynx. Nous avons mentionné plus haut un cas de périchondrite syphilitique, dans lequel le laryngoscope fournissait des données tout à fait analogues à celles qui viennent d'être exposées.

Quoique les cas de ce genre soient fort rares, surtout en comparaison de la fréquence de la tuberculisation pulmonaire, il faut donc apporter une certaine réserve au diagnostic lorsqu'il s'agit de rapporter ces ulcérations à la tuberculose. Toutefois, il résulte de ce qui vient d'être exposé que leur présence constitue une forte présomption en faveur de l'existence actuelle d'une phthisie pulmonaire.

Chez un malade, chez lequel le diagnostic restait incertain entre une pneumonie chronique et une infiltration tuberculeuse d'un des lobes supérieurs, la voix s'enroua. L'exercice laryngoscopique, fait peu de temps après, fit découvrir sur la paroi postérieure du larynx une ulcération du genre de celles dont il s'agit. Il ne resta dès lors plus de doute sur la nature tuberculeuse de l'infiltration (1).

Il est très fréquent de rencontrer chez des phthisiques des ulcérations occupant simultanément l'épiglotte, les quatre cordes vocales et la face antérieure de la paroi postérieure du larynx. Dans les cas les plus avancés, il en résulte une vaste ulcération qui occupe uniformément, sous forme d'anneau, tout l'intérieur du larynx.

Il résulte de ce qui a été dit précédemment qu'une partie

(1) Cette démonstration a été plus tard complétée par l'autopsie.

seulement de ces ulcérations annulaires est accessible à l'exploration laryngoscopique.

Dans quelques cas exceptionnels, par contre, on peut acquérir la certitude que l'ulcération est limitée exclusivement à des points circonscrits, tels que l'angle antérieur de la glotte.

On rencontre aussi parfois, et l'on peut reconnaître distinctement à l'aide du laryngoscope, des ulcérations, même fort étendues, sur le *bord supérieur et sur la face postérieure de la paroi postérieure du larynx*, au niveau de son segment supérieur.

Lorsque ces ulcérations acquièrent des dimensions considérables, elles rendent parfois la déglutition très douloureuse. Elles se continuent assez volontiers avec des ulcérations des *replis ary-épiglottiques*, qui peuvent se relier elles-mêmes avec des exulcérations, des pertes de substance de l'extrémité inféro-postérieure des bords de l'épiglotte. J'ai observé un cas de ce genre, dans lequel l'un des replis ary-épiglottiques était complétement détruit.

Les ulcérations laryngées des phthisiques ne se terminent que bien rarement par la guérison dans nos climats.

Voici ce que l'examen laryngoscopique m'a permis de constater dans un cas de ce genre, chez une phthisique très avancée : la corde vocale inférieure droite, plus étroite de moitié que la gauche, présentait un sillon longitudinal profond ; elle avait d'ailleurs conservé sa couleur et son éclat naturels. Il était, par conséquent, évident qu'il ne s'agissait pas d'une perte de substance, suite d'ulcération. L'autopsie fit voir que le sillon en question était formé, en effet, par une perte de substance cicatrisée, et que l'amincissement de la corde vocale était dû à la fois à la rétraction du tissu cicatriciel et à une destruction ancienne des tissus.

§ 2. — Inflammation catarrhale.

Elle affecte toujours une marche ou subaiguë ou chronique.

A la *forme subaiguë* appartiennent des caractères inflammatoires plus prononcés, une vive injection et une tuméfaction considérable de la muqueuse. Elle apparaît dans des conditions diverses :

a. Dans le voisinage des ulcérations de l'épiglotte, des cordes vocales, de la paroi postérieure du larynx. On voit alors comme une aréole inflammatoire qui peut s'étendre jusque dans le *sinus pyriformis*. Cette inflammation rétrécit parfois la glotte au point de gêner considérablement la respiration, et même de rendre la trachéotomie indispensable.

b. A titre de lésion initiale apparente des ulcérations.

Je n'ai rencontré que deux cas de ce genre (1). Dans l'un, l'ulcération succéda à une injection considérable des deux cordes vocales inférieures. Chez le second malade, qui était âgé de trente-huit ans, l'examen le plus minutieux de la poitrine, répété à plusieurs reprises, n'avait fait trouver aucune trace de tubercules dans les poumons. L'une des cordes vocales supérieures fut envahie par une tuméfaction inflammatoire considérable. A une époque plus avancée, des ulcérations apparurent sur les deux

(1) Et depuis un troisième.

cordes vocales inférieures, et le sommet des poumons présenta des signes non douteux d'infiltration tuberculeuse. Les cas de ce genre seraient peut-être moins rares si l'occasion nous était offerte plus souvent d'examiner les malades à une époque peu éloignée du début de l'affection.

Ces faits démontrent encore que, dans les cas rangés sous la rubrique *a*, il n'est pas toujours certain que l'inflammation qui entoure une ulcération, se soit développée consécutivement à celle-ci.

c. Il est des cas, rares d'ailleurs, dans lesquels on voit se joindre à des ulcérations peu considérables une inflammation due à la propagation d'une trachéite ou d'une bronchite concomitantes.

Chez les phthisiques atteints, soit d'une laryngite subaiguë, soit d'ulcérations du larynx, les parties environnantes sont assez souvent le siége d'une irritabilité assez vive, qui peut gêner considérablement l'examen laryngoscopique, ou même le rendre impossible. J'ai réussi assez souvent, dans ces conditions, à tourner la difficulté à l'aide de l'artifice suivant : on recommande au malade de faire des inspirations analogues à celles d'une personne essoufflée, ou bien une inspiration très profonde et très brusque, et on profite de ce moment pour introduire le laryngoscope rapidement et en un seul temps, jusque sur la paroi postérieure du pharynx. Tout de suite, on fait exécuter au malade des inspirations et des expirations lentes et très profondes, sonores ou silencieuses ; ou bien on l'engage à donner à sa respiration le caractère haletant. On peut se servir dans cette exploration d'un miroir d'un diamètre assez considérable. On prévient les vomituritions en prenant le malade par surprise, et en lui faisant exécuter sans interruption des mouvements respiratoires étendus. Il y a d'ailleurs des sujets chez lesquels on réussit mieux en se servant d'un petit miroir que l'on introduit lentement et avec beaucoup de ménagement.

L'*inflammation catarrhale chronique* se montre, d'après, Rokitansky, sous la forme du catarrhe folliculaire à la base de l'épiglotte ou sur la paroi postérieure du larynx, et aboutit parfois à l'ulcération de la muqueuse, dans les points où elle est surtout richement pourvue de glandes. On l'observe également dans les environs des ulcérations tuberculeuses. Dans des cas rares, la muqueuse et le tissu sous-muqueux sont envahis par une induration qui est surtout considérable dans le voisinage de la glotte, et y produit finalement un rétrécissement mortel (1).

Dans les cas de gonflement catarrhal ou de sclérose de la muqueuse et du tissu sous-muqueux, le laryngoscope montre l'épiglotte considérablement épaissie, ou des bourrelets en nombre variable, implantés en rangées sur la paroi postérieure du larynx. Lorsque la lésion siége au niveau des cordes vocales, des cartilages de Santorini, des aryténoïdes, la muqueuse qui revêt ces parties présente un épaississement accompagné ou non de rougeur, et surtout prononcé autour des cartilages de Wrisberg.

§ 3. — Nécrose des cartilages du larynx.

Les ulcérations qui occupent les cordes vocales ou la paroi postérieure du larynx amènent souvent, comme on

(1) Rokitansky, *Path. anat.*, t. III.

sait, la dénudation et la nécrose des aryténoïdes, qui finissent parfois par être rejetés au dehors. Ces altérations existent d'un côté seulement, ou bien elles affectent les deux côtés à la fois, soit à un degré identique, soit avec une prédominance plus ou moins marquée dans un côté. On observe encore quelquefois la nécrose du segment postérieur du cartilage cricoïde. Le cartilage thyroïde est beaucoup plus rarement atteint de cette manière. La mortification de ce cartilage donne lieu parfois à une infiltration ou à la suppuration du tissu cellulaire qui le recouvre (1).

La destruction des aryténoïdes a pour conséquence la perte de la voix et l'occlusion incomplète de la glotte pendant la toux, la déglutition, etc. Lorsque la nécrose a éliminé ces deux cartilages à la fois, l'expectoration, qui n'est plus opérée que par une série d'expirations brusques, se fait d'une manière très incomplète.

La perte des aryténoïdes est parfois reconnaissable au laryngoscope. La paroi postérieure du larynx paraît affaissée dans les points occupés normalement par ces cartilages et leurs appendices ; cette déformation est surtout apparente lorsque l'un des aryténoïdes a été épargné. Elle n'existe d'ailleurs pas souvent et manque surtout lorsque la muqueuse est tuméfiée. Un autre phénomène très caractéristique, mais également inconstant, c'est l'abolition des mouvements si frappants que les aryténoïdes et leurs appendices exécutent, à l'état nor-

(1) C'est dans ces cas que la nécrose du cartilage thyroïde a pour effet de donner à la région du larynx une forme cylindrique.

mal, au moment de la dilatation et de l'occlusion de la glotte. Ici encore, le contraste est surtout manifeste quand l'un des aryténoïdes seulement a été expulsé ou séparé des connexions qui assuraient sa mobilité. Ce signe nous fait défaut lorsque la muqueuse de la paroi postérieure du larynx est le siége d'un gonflement ou d'une sclérose considérable; nous avons déjà vu, en effet, que ces altérations suffisent à elles seules pour immobiliser les aryténoïdes.

Dans quelques cas enfin, la perte de ces cartilages est accusée par de vastes anfractuosités ulcéreuses occupant la limite postérieure des cordes vocales supérieures et inférieures.

Il nous reste enfin à envisager ces diverses affections du larynx dans leurs *rapports avec la tuberculisation pulmonaire.* Chez la plupart des malades que j'ai examinés, il y avait déjà une infiltration tuberculeuse de l'un des sommets ou des deux sommets à la fois, et souvent la phthisie pulmonaire était déjà arrivée à une phase bien plus avancée. Je n'ai rencontré que trois ou quatre malades qui fissent exception à cette règle. J'ai déjà parlé de l'un d'eux, qui nous présenta une inflammation de l'une des cordes vocales supérieures. Chez deux autres malades, qui portaient des ulcérations, l'inflammation des parties voisines avait amené le rétrécissement du larynx et nécessité la trachéotomie. L'exploration la plus attentive ne révélait aucun signe d'une infiltration des sommets, mais il faut ajouter qu'elle ne pouvait guère donner de résultats certains, à cause de l'emphysème qui s'était développé à la suite du rétrécissement du larynx. Plus tard apparurent des signes certains de la phthisie pulmonaire qui emporta les deux malades. Chez un quatrième sujet, il fallut également en venir à l'opération. Il est probable qu'ici encore la tuberculisation pulmonaire a dû se déclarer consécutivement, mais je n'ai pas de renseignements précis à cet égard.

Il est à remarquer que, chez ces quatre sujets, qui ne présentaient pas de signes évidents de pneumophymie, la trachéotomie fut indispensable pour parer au rétrécissement laryngé intercurrent, tandis que chez les malades anémiés, épuisés par une phthisie avancée, les accidents de dyspnée dus à la même circonstance ont pu être généralement calmés, à plusieurs reprises, sans l'intervention chirurgicale.

DES PRODUCTIONS ACCIDENTELLES DE TISSU CONNECTIF DANS LE LARYNX (1).

A part les cicatrices et les dégénérescences calleuses de la muqueuse, Rokitansky comprend dans cette classe les végétations papillaires et les tumeurs fibreuses.

§ 1. — Végétations papillaires et autres formations accidentelles d'un petit volume.

Rokitansky rattache aux végétations papillaires de petites tumeurs dont le volume varie entre celui d'un grain

(1) Publié dans *Allgem. Wien. med. Zeit.*, 1862, n°s 29 et 30 (22 et 29 juillet). Observations détachées, *Ibid.*, 1859, n°s 20, 21 et 22 ; et dans *Zeitsch. d. Gesell. d. Aerzte*, 1859, n° 11 (14 mars).

de chènevis et les dimensions d'une noisette, et qui peuvent siéger à l'entrée de la glotte, dans l'intérieur du larynx ou de la trachée. Quoique ces tumeurs aient été peu étudiées au point de vue de l'histologie, il convient probablement de ranger dans la même catégorie la plupart des excroissances que l'on rencontre fréquemment en pratiquant la laryngoscopie. Je dois dire cependant qu'une petite végétation de ce genre, extirpée par Bruns à l'aide du bistouri, n'était autre chose qu'une tumeur fibreuse. Elle était pédiculée et s'insérait sur l'une des cordes vocales inférieures.

Ces excroissances, auxquelles on donne communément les noms de polypes du larynx ou d'excroissances condylomateuses, se présentent à l'examen laryngoscopique sous la forme de petites productions arrondies, grenues, dentelées, ou ayant l'aspect de choux-fleurs, à base élargie ou pédiculées. Quelques-unes ont une apparence un peu gélatineuse et une coloration jaunâtre ou grisâtre ; d'autres ont une couleur rosée ou même rouge livide. Il en est qui sont parcourues par une injection vasculaire très apparente.

Ces végétations sont situées très fréquemment sur les cordes vocales inférieures. (Le premier fait de ce genre a été publié par Czermak ; après lui, Gerhardt, Lewin, Gilewsky ont fait des observations analogues.) On les voit tantôt sur la face supérieure de ces ligaments, tantôt sur leur bord libre, où elles affectent parfois la disposition de productions en crête de coq, à large base et dirigées longitudinalement. On les rencontre également parfois sur le bord externe des cordes vocales inférieures et jusque dans les ventricules de Morgagni. Elles occupent encore fréquemment l'angle antérieur de la glotte, soit qu'elles naissent de la face supérieure des cordes vocales, soit que leur point d'implantation se trouve à la paroi antérieure du larynx, immédiatement au-dessous de la glotte sur laquelle elles empiètent. Rarement elles s'insèrent sur la face profonde de l'épiglotte. Wedl pense avec raison qu'il faut rattacher à cette variété quelques-uns des cas rapportés dans l'ouvrage d'Ehrmann (*Des polypes du larynx*), et dans lesquels des végétations nombreuses étaient disséminées à la fois sur la face inférieure de l'épiglotte et sur la face interne du larynx. Je donnerai plus loin la relation d'un fait analogue qui s'est présenté à mon observation.

La muqueuse qui donne naissance à ces productions peut ne différer en rien, par son aspect, de l'état normal, ou bien être le siége de diverses altérations. Le premier cas se présente surtout d'une manière frappante lorsque les végétations ont pour point de départ les cordes vocales inférieures ; elles se dessinent alors très nettement sur la surface blanche, d'aspect tendineux, qui leur sert de base. Ailleurs la muqueuse est rouge, tuméfiée, couverte de sécrétions tout autour des productions accidentelles.

L'état variable des parties environnantes n'est pas indifférent à considérer au point de vue de la nature des végétations. Lorsqu'elles reposent sur une base saine, leur étiologie nous échappe le plus souvent, et elles doivent être rangées parmi les néoplasmes simples et bénins ; je n'en ai d'ailleurs pas rencontré, pour ma part, qui fussent du domaine de la vérole.

Dans d'autres circonstances, elles paraissent avoir eu pour point de départ une laryngite chronique. On est surtout autorisé à admettre cette origine, lorsqu'on trouve encore des traces d'une inflammation antécédente.

Si j'en crois mes observations personnelles, les excroissances syphilitiques se présentent généralement avec des caractères différents de ceux qui viennent d'être exposés. Toutes celles que j'ai vues reposaient sur une muqueuse rouge et tuméfiée, avec laquelle elles se continuaient sans limites bien appréciables, ou bien ces limites n'étaient pour le moins pas aussi nettement dessinées que pour les végétations dont il vient d'être parlé. Dans un cas, toutefois, j'ai vu des végétations très petites, pédiculées, à contours très nets, persister après la guérison, obtenue par les frictions, de tuméfactions syphilitiques de la muqueuse et d'autres accidents propres à la vérole.

J'ai rencontré encore de petites végétations pédiculées comme lésion concomitante d'ulcérations situées principalement près de l'angle antérieur de la glotte. Dans les cas de ce genre, et notamment lorsqu'on se trouve en présence d'ulcérations laryngées, sur des sujets atteints de tuberculose pulmonaire, il faut procéder avec beaucoup d'attention pour ne pas confondre les diverses formes de tuméfaction de la muqueuse, suite d'un catarrhe chronique, avec des productions accidentelles développées à titre de lésion primitive et essentielle.

On rencontre enfin, sur les cordes vocales inférieures, des saillies qu'un examen peu attentif ferait facilement prendre pour des végétations, et qui sont formées simplement par les bords de pertes de substances ulcéreuses.

L'erreur est surtout facile lorsque la muqueuse environnante est considérablement tuméfiée et voilée par des sécrétions qui n'ont pas été expulsées par la toux, etc.

Il résulte de tout ce qui vient d'être dit qu'il faut apporter beaucoup d'attention à l'examen laryngoscopique pour arriver à un diagnostic précis, dans tous les cas où les productions accidentelles ne reposent pas sur une muqueuse parfaitement saine.

Ces végétations, lorsqu'elles occupent les cordes vocales inférieures, ne donnent pas lieu à d'autres symptômes fonctionnels constants qu'à l'enrouement, qu'il ne faudrait d'ailleurs pas considérer, ainsi qu'on le verra tout à l'heure, comme la conséquence d'une altération purement mécanique.

La marche de ces productions est extrêmement chronique. Elles peuvent, selon toutes les apparences, persister pendant des années sans faire des progrès notables. Dans quelques cas, elles paraissent donner naissance à un catarrhe du larynx. J'ai vu, dans un seul cas dont il sera parlé plus loin, survenir une tuméfaction inflammatoire et œdémateuse tellement considérable, que la trachéotomie seule put mettre le malade à l'abri de la mort par asphyxie.

Il résulte de mes observations, que ces excroissances donnent souvent lieu à une paralysie incomplète, et, par suite, à un état de dilatation permanente de la glotte, qui est la raison principale de l'enrouement.

Pour ce qui est du traitement, nous ferons abstraction des végétations syphilitiques, contre lesquelles il convient de diriger un traitement antisyphilitique général. Quant aux autres, on a tenté de les faire disparaître à l'aide de l'écrasement, de l'arrachement ou de l'excision, suivies ou non de cautérisation. D'après des publications récentes, ces divers procédés opératoires comptent déjà des succès.

Nous appelons tout particulièrement l'attention sur le fait suivant :

M. P..., âgé de trente-trois ans, reçu le 27 août 1860. D'après les renseignements peu précis fournis par le malade, le passage de l'air par les fosses nasales s'est trouvé embarrassé, il y a quatre ans, en même temps que les narines laissaient s'échapper un liquide purulent et sanguinolent. Ces accidents durèrent un an, puis ils disparurent sous l'influence d'un traitement mercuriel poussé jusqu'à salivation. A cette époque, le palais était le siége d'une ulcération qui fut constatée par un médecin, et qui céda à un traitement par l'iodure de potassium administré pendant une période de neuf semaines. Depuis deux ans, le malade a été atteint d'un enrouement qui est allé jusqu'à l'aphonie depuis six mois; en outre, la respiration s'est trouvée gênée à partir de l'hiver dernier. Le malade affirme d'ailleurs que sa femme et ses enfants se portent à merveille, et qu'il n'a jamais eu ni chancre, ni accidents syphilitiques secondaires. On constate une cicatrice rétractée au niveau du palais, et une cicatrice douteuse à la verge.

L'examen laryngoscopique fait le 14 septembre donna les résultats suivants. Plusieurs végétations, petites, pâles, pointues, occupent le segment inférieur de la face profonde de l'épiglotte, et la partie antérieure de la corde vocale inférieure gauche, au niveau de l'angle antérieur de la glotte. Les deux cordes vocales supérieures, de même que le revêtement muqueux des cartilages de Santorini et des aryténoïdes, sont injectées et tuméfiées, et présentent une sorte de tremblotement pendant que les cordes inférieures sont mises en mouvement. Les cordes vocales supérieures, en raison du gonflement dont elles sont le siége, recouvrent en grande partie les inférieures, dont on n'aperçoit qu'un liséré très étroit. La corde vocale inférieure gauche occupe la ligne médiane où elle est à peu près immobilisée. La glotte se trouve ainsi considérablement rétrécie. Les inspirations profondes et rapides s'accompagnent d'un sifflement laryngé bruyant, analogues à celui du croup. Les poumons sont le siége d'un emphysème consécutif modéré. On institua un traitement par les frictions.

Le 2 octobre, la dyspnée s'exagéra rapidement à un degré tel, qu'il fallût pratiquer la trachéotomie pour arracher le malade à un péril imminent.

On reprit plus tard le traitement par les frictions, puis on employa l'iodure de potassium ; mais cette double médication ne produisit pas la moindre modification dans les végétations.

En examinant plus tard, à l'exemple de Neudörfer, la face interne du larynx par la plaie de la trachée, je constatai que des végétations analogues occupaient également le segment antérieur de la face inférieure de la corde vocale inférieure gauche, et une petite étendue de la paroi antérieure du larynx. La paralysie de la corde vocale gauche, effet probable de la présence des végétations, persistait. La tuméfaction œdémateuse avait disparu.

§ 2. — Tumeurs fibreuses.

Ces productions, auxquelles on donne généralement le nom de polypes fibreux du larynx, sont assez rares, mais elles peuvent acquérir des dimensions considérables. D'après Rokitansky, elles se développent dans le tissu cellulaire sous-muqueux, et notamment au niveau des cordes vocales inférieures. Rokitansky a publié la relation d'un cas de ce genre, accompagné d'une figure dessinée par le docteur Elfinger (1) :

« Le larynx se présentait antérieurement avec une forme presque cylindrique, et son calibre intérieur était élargi. La glotte était presque entièrement oblitérée par une production accidentelle, blanchâtre, dense et élastique, qui laissait seulement subsister un passage étroit pour l'air à gauche et en arrière, dans l'intervalle des aryténoïdes. Cette tumeur avait la moitié du volume d'une noix. Elle était arrondie et présentait une surface légèrement lobulée. Le tissu qui la formait était très dense, d'apparence fibroïde. Elle occupait presque toute la longueur de la lèvre gauche de la glotte et de la muqueuse situées au-dessous de la corde vocale. »

L'examen microscopique démontra qu'il s'agissait d'une tumeur fibreuse.

(1) Analyse de l'ouvrage d'Ehrmann sur les *Polypes du larynx* (*Zeitsch. d. k. k. Gesell. d. Aerzte*, 1851, n° 3).

Cette tumeur ressemblait beaucoup par son siége, sa forme et sa consistance, à quelques productions décrites dans l'ouvrage d'Ehrmann. Il suffit, pour s'en convaincre, d'examiner les planches où elles sont représentées. Ces dernières tumeurs appartenaient donc probablement aussi à la classe des fibroïdes. L'examen microscopique a fait voir récemment à Bruns qu'il en était de même pour une tumeur beaucoup plus petite, qui était rattachée à l'une des cordes vocales inférieures par un repli de la muqueuse.

De même que les tumeurs plus volumineuses, cancéreuses ou autres, ces productions, lorsqu'elles sont situées dans le champ ou au-dessous de la glotte, donnent lieu à une dyspnée à marche plus ou moins rapide, parfois intermittente, et enfin à l'asphyxie.

Je n'ai pas eu, jusqu'à ce jour, l'occasion d'observer des faits de ce genre. Les tumeurs situées au-dessus de la glotte donnent lieu à des accidents moins graves. Il paraît cependant qu'elles peuvent, dans certaines circonstances, produire jusqu'à l'asphyxie.

Dans cette dernière situation, l'extirpation a été opérée par Regnoli et Green, à l'aide du bistouri, et par Middeldorpf avec le cautère galvanique. Quant aux tumeurs situées plus profondément, on ne peut guère les enlever qu'en les excisant, à l'exemple d'Ehrmann, qui, le premier, a fait cette opération, après avoir préalablement ouvert la trachée et fendu le larynx dans toute sa hauteur (ou après avoir pratiqué la laryngotomie sous-hyoïdienne, suivant le procédé de Malgaigne). On pourrait encore, en suivant la même voie, se servir de l'anse galvano-caustique, proposée par Friedreich.

Je terminerai ce chapitre par la relation de deux faits de tumeurs situées au-dessus de la glotte, que j'ai eu l'occasion d'examiner, et dont l'une, au moins, était probablement une tumeur fibreuse.

Ce fait est relatif à un boulanger de quarante-sept ans, qui racontait qu'il avait commencé à éprouver, en 1855, des élancements douloureux dans le côté gauche du cou, et que ces douleurs se reproduisirent à plusieurs reprises, pour disparaître de nouveau après quelques jours de durée. Depuis six mois environ, la respiration était devenue un peu bruyante, et le malade avait commencé à maigrir et à pâlir. Il n'avait jamais éprouvé de dyspnée.

Examen laryngoscopique fait le 26 juin 1861. Une tumeur, à peu près régulièrement arrondie, d'un diamètre d'une petite noisette, présentant la couleur normale de la muqueuse, paraissait être implantée sur le côté gauche de la face interne du larynx. Elle s'étendait depuis la face antérieure des aryténoïdes et de leurs appendices, jusqu'au segment inférieur de la face profonde de l'épiglotte, dont elle se détachait lorsque le malade toussait et lorsqu'il exécutait une inspiration profonde. Lorsque les mouvements respiratoires s'exécutaient normalement, cette tumeur recouvrait entièrement les cordes vocales supérieures et inférieures, et ce n'est que dans les inspirations profondes, que l'on apercevait momentanément, au-dessous de son bord libre, les cordes vocales supérieure et inférieure du côté droit. Pendant les expirations énergiques, et lorsque le malade toussait, on voyait apparaître, au-dessous du bord libre de la tumeur, un corps blanchâtre, aplati, inégal, grenu, qui s'élevait parfois, au point de dépasser le niveau des cartilages de Santorini, et qui s'insérait par conséquent, soit sur l'aryténoïde, soit sur l'une des cordes vocales du côté gauche. La face postérieure et la moitié gauche du bord libre de l'épiglotte étaient un peu rouges et tuméfiées. La face postérieure de l'épiglotte était en outre recouverte de mucosités. Le revêtement muqueux des cartilages de Santorini était légèrement tuméfié et injecté. Ces cartilages n'avaient d'ailleurs pas perdu leur mobilité. La toux n'était nullement prolongée, et la voix était légèrement enrouée, sans avoir cessé d'être sonore.

A l'aide de l'index introduit dans le larynx, on pouvait circonscrire la tumeur à droite et en dedans, mais non à gauche; il était ainsi démontré qu'elle s'insérait par une large base, soit sur le côté gauche de la paroi du larynx, soit sur la corde vocale supérieure du même côté. Elle était résistante et élastique. Le corps aplati qui apparaissait sur son bord interne, avait une surface très inégale et une dureté cartilagineuse.

Dans le deuxième cas, il s'agit d'un cultivateur âgé de vingt-deux ans. La voix, d'abord simplement enrouée pendant un an et demi, s'était complétement perdue depuis huit mois. Depuis la même époque, le malade éprouvait une gêne de la respiration, lorsqu'il se livrait à un exercice actif, tel qu'une marche rapide. L'embarras respiratoire n'était d'ailleurs pas assez considérable pour troubler le sommeil du malade, qui ne toussait pas et n'éprouvait pas de dysphagie.

A l'examen laryngoscopique, on apercevait à l'intérieur du larynx une tumeur du volume d'une noisette, arrondie, inégale, bosselée, lobulée, rougeâtre dans quelques points, blanc jaunâtre dans d'autres, recouverte de quelques arborisations vasculaires et sans enduit muqueux. Elle adhérait manifestement par une base très large à la face profonde de l'épiglotte et sur le côté gauche de l'orifice supérieur du larynx. Entre son bord libre et la paroi droite du larynx, il restait un espace libre, affectant la forme d'une fente antéro-postérieure, et mesurant environ une ligne en travers. Cette espèce de boutonnière était d'ailleurs trop étroite pour qu'il fût possible d'explorer les cordes vocales ou les autres parties plus profondément situées. La moitié gauche du bord libre de la tumeur se prolongeait en outre en arrière, de façon à recouvrir et à masquer le cartilage de Santorini et l'aryténoïde correspondant. Les parties environnantes n'étaient pas altérées. Pendant la toux, le cartilage de Santorini du côté droit s'agitait vivement. La toux était un peu prolongée, la voix aphone.

L'index introduit dans le pharynx n'arrivait pas jusque sur la tumeur. En associant à l'usage du laryngoscope, l'exploration faite à l'aide d'une tige de baleine recourbée et boutonnée, on pouvait constater que la tumeur présentait une dureté très considérable (1).

A la palpation de la région laryngée, il semblait que le cartilage thyroïde fût élargi transversalement, et son

(1) Peut-être avions-nous affaire à un enchondrome.

angle antérieur plus obtus qu'à l'état normal. Les cornes supérieures des thyroïdes débordaient l'os hyoïde de quelques lignes en dehors. C'est du reste là une disposition normale chez certains individus.

L'intervalle hyo-thyroïdien était plus large à gauche qu'à droite. La différence était de quelques lignes. En pressant sur le côté gauche de cet interstice, on percevait une résistance profonde, dénotant la présence d'un corps solide, dont il n'était d'ailleurs pas possible de reconnaître les limites. Les mouvements du larynx et du pharynx n'étaient nullement entravés. La région du larynx n'était d'ailleurs douloureuse ni spontanément ni à la pression (1).

DU CANCER DU LARYNX (2).

Le cancer du larynx affecte, d'après Rokitansky, les formes suivantes :

a. Celle du *carcinome médullaire*, se développant primitivement par noyaux circonscrits dans le tissu sous-muqueux, ou infiltrant l'un ou l'autre des cartilages aryténoïdes ou le thyroïde, pour s'étendre plus tard à la muqueuse;

b. Celle du *cancer épithélial*, ce qui est beaucoup plus fréquent. Le larynx compte en effet parmi les organes dans lesquels cette variété se développe de préférence, soit primitivement (de même que dans la partie supérieure de la trachée), soit consécutivement. Dans ce dernier cas

(1) Depuis nous avons observé un autre cas semblable.

(2) Publié dans *Allgem. Wien. med. Zeit.*, 1862, n° 31 (5 août).

on voit fréquemment une vaste ulcération cancroïde occupant l'épiglotte, la muqueuse glottique, les cordes vocales, les aryténoïdes, et s'étendant de là à la base de la langue et aux piliers du voile du palais. Il arrive parfois que la production épithéliale se trouve éliminée par les progrès de l'ulcération, et qu'elle laisse à sa suite de vastes cicatrices couturées, qui peuvent, en se rétractant, rétrécir considérablement les parties affectées (1).

J'ai eu l'occasion de pratiquer l'exploration laryngoscopique dans trois cas de cancer épithélial.

Observation I. — Ce fait, qui date de la fin de l'année 1859, est relatif à un pharmacien âgé de cinquante-sept ans, Alexandre R.... En janvier 1859 il éprouva, pendant un éternument violent, une forte douleur dans l'oreille et dans le pharynx du côté droit, et aussitôt après il cracha quelques drachmes de sang rutilant. A partir de ce moment, la même sensation se reproduisit à différentes reprises, notamment pendant la déglutition, la salive parut assez souvent mélangée de pus et de sang, et la voix s'enrouait de temps en temps.

Examen laryngoscopique fait le 2 novembre 1859. L'épiglotte était rouge et tuméfiée, comprimée latéralement, obliquement dirigée et fortement renversée en arrière. A droite, la face postérieure de son bord libre était ulcérée, et la muqueuse qui revêt le cartilage de Santorini était tuméfiée, d'une couleur blanc jaunâtre sale. Le cartilage était à peu près immobilisé près de la

(1) Rokitansky, *Path. anat.*, 3e édition, t. III, p. 25 et 26.

ligne médiane, tandis qu'à gauche sa mobilité n'était en rien entravée.

Le côté droit du pharynx était le siége d'une ulcération, à surface saignant facilement, mesurant environ 8 millim. en large et plus de 1 centimètre en long, et se prolongeant inférieurement jusqu'au *sinus pyriformis* droit. Cette ulcération était le siége de douleurs sourdes. Quelques papilles de la face dorsale de la langue étaient fortement tuméfiées.

Le 5 avril 1860 l'épiglotte était complétement déformée, bosselée, inégale, ulcérée, surtout du côté droit et perforée près de la base de la langue. Dans l'angle formé par la rencontre de l'épiglotte et de la langue s'était développée une tumeur dirigée transversalement, mesurant quelques lignes en hauteur, à surface grenue, et légèrement colorée en rouge pâle. L'ulcération du pharynx n'avait pas changé.

Pendant le mois d'avril, à la suite d'une cautérisation de cette ulcération avec une solution concentrée de nitrate d'argent, on vit apparaître sur le côté droit du cou une tuméfaction douloureuse ; un abcès se forma dans ce point et se vida spontanément au dehors.

Le 23 juin, l'épiglotte, rongée par l'ulcération, se trouvait considérablement amoindrie, ce qui permit d'étendre l'exploration jusqu'aux cordes vocales, qui ne parurent pas altérées dans les parties accessibles à la vue. La perforation de l'épiglotte s'était agrandie à tel point que la moitié droite de l'épiglotte n'adhérait plus à la base de la langue que par un pont étroit. Les parties non ulcérées du repli ary-épiglottique droit étaient le siége d'une infiltration œdémateuse.

La mort arriva le 6 août 1860, précédée de frissons et d'un état comateux.

A l'autopsie on trouva (à part les lésions de la pyohémie, d'une méningite purulente, et d'une pneumonie hypostatique) une production cancéreuse occupant la base de la langue et s'étendant de là vers l'os hyoïde et la paroi antérieure du larynx. La moitié droite de l'os hyoïde, atteinte de nécrose, était plongée dans un foyer sanieux qui communiquait avec la cavité de l'abcès ouvert à l'extérieur. La base de l'épiglotte était dénudée et en partie détruite à droite. Les parties restantes de cet appendice étaient portées à gauche, irrégulièrement épaissies et atteintes de dégénérescence cancéreuse. (Depuis que le dernier examen laryngoscopique avait été fait, le pont qui à cette époque rattachait encore le côté droit de l'épiglotte à la langue avait par conséquent été détruit, et l'épiglotte, privée de son insertion du côté droit, s'était déviée à gauche.) Le ligament ary-épiglottique du côté droit était détruit, de même que tous les ligaments glosso-épiglottiques. La dégénérescence cancéreuse occupait également, sous la forme d'épaississements irréguliers, le revêtement muqueux de l'aryténoïde et la corde vocale supérieure du côté droit. Les deux cordes vocales inférieures et la corde vocale supérieure du côté gauche n'étaient pas altérées. Les amygdales étaient ulcérées.

Observation II. — Augustin M..., âgé de cinquante-huit ans, boucher, éprouva, à partir du mois de juin 1860, des douleurs lancinantes dans le pharynx et dans l'oreille du côté droit. Six ou huit semaines après l'apparition de ces douleurs, il rejeta subitement, en toussant, du pus mêlé de sang. Cette expectoration se reproduisit ensuite à diverses reprises. Le malade avalait souvent de travers, et la déglutition de bols alimentaires volumineux devint de plus en plus difficile et douloureuse. La dysphagie avait fait de tels progrès en automne, que le malade était dans l'impossibilité d'avaler la plupart des aliments solides, tels que le pain, la viande, etc. Sur le côté droit du cou il se forma une tuméfaction arrondie, bosselée, aplatie, du volume d'une noix. L'haleine devint très fétide. Le malade était enroué depuis le début de l'affection.

Examen laryngoscopique fait au commencement de l'année 1861. L'épiglotte présentait à droite, sur la partie postérieure de son bord libre, une perforation ulcéreuse. L'ulcération s'étendait de là vers l'os hyoïde. La corne droite de cet os était le siége d'un gonflement partiel. Le cartilage de Santorini et l'aryténoïde du côté droit étaient masqués par une production fongueuse, qui paraissait s'insérer à leur niveau et débordait la ligne médiane de la glotte. Cette tumeur avait des contours irréguliers, et sa surface était exulcérée. Une production analogue recouvrait la plus grande partie de la corde vocale inférieure droite. Ce ligament, de même que son congénère du côté opposé, paraissait normal, et exécutait librement tous les mouvements. L'occlusion de la glotte s'opérait d'une manière complète.

Le 29 avril, dans l'après-midi, le malade fut pris subitement d'une suffocation tellement intense, qu'il fallut pratiquer la trachéotomie séance tenante. Il mourut le 16 mai.

L'autopsie fit voir un carcinome épithélial ulcéré du

larynx et des glandes lymphatiques du cou, une phlébite de la jugulaire interne droite et les lésions caractéristiques de la pyohémie. La paroi du larynx donnait naissance, du côté droit, à une masse cancéreuse qui avait détruit le ligament ary-épiglottique et la paroi du pharynx du côté correspondant, en dénudant à la fois l'épiglotte, qui était atteinte de nécrose, et la moitié droite de l'os hyoïde, qui se trouvait plongée dans un foyer de suppuration sanieuse. La production cancéreuse du larynx s'étendait inférieurement jusque dans le ventricule de Morgagni, refoulant la corde vocale inférieure dans le champ de la glotte, qui se trouvait ainsi transformée en une fente étroite et curviligne.

Observation III. — Joseph G..., âgé de cinquante-huit ans, cultivateur, éprouva, au mois de mars 1861, une douleur dans le côté droit du cou au moment de la déglutition. Les douleurs devinrent de plus en plus vives, et s'accompagnèrent d'enrouement à partir du mois de décembre.

L'haleine devint fétide. Depuis le mois de décembre, des parcelles alimentaires et les boissons pénétraient parfois dans la glotte, de manière à provoquer des accès de toux. A partir du mois d'avril, la déglutition des liquides était devenue très pénible ; pour peu que le malade avalât sans précaution, les boissons ne manquaient guère de pénétrer dans le larynx. Le malade éprouvait alors une forte dyspnée qui le portait à exécuter une série de mouvements respiratoires violents, pendant lesquels l'inspiration s'accompagnait d'un bruit analogue au sifflement croupal, dû à la pénétration de l'air à travers un espace rétréci. Vers la fin de l'année 1861, une tuméfaction dure, aplatie, apparut près de la racine du cou, à droite.

Examen laryngoscopique fait le 15 mai 1862. Ici encore le bord libre de l'épiglotte, à droite, était perforé par un ulcère, au pourtour duquel l'épiglotte était injectée. Le revêtement muqueux du cartilage de Santorini et de l'aryténoïde du même côté, et ces cartilages eux-mêmes étaient ulcérés et en partie détruits. Au-dessus d'eux on voyait s'élever une production cancéreuse bosselée, molle, rougeâtre, qui se dirigeait en dedans, de manière à cacher complétement le segment postérieur de la corde vocale inférieure correspondante. La muqueuse du pharynx était également ulcérée près du bord droit de l'épiglotte. La toux n'était pas prolongée. Le bord interne de la corde vocale inférieure droite était fixé tout auprès de la ligne médiane, et ne se déplaçait pas sensiblement pendant les mouvements respiratoires, et même pendant la toux. La voix était enrouée.

Au commencement du mois de juillet l'état des parties ne s'était guère modifié. L'ulcération avait cependant fait des progrès. La voix était plus enrouée. L'intervalle entre le cartilage thyroïde et l'os hyoïde était sensible à la pression du côté droit. Les mouvements du larynx qui accompagnent la déglutition s'exécutaient normalement. Les mouvements passifs de déplacement étaient également libres. Sur le côté droit du cou, en arrière du sterno-mastoïdien et près de la clavicule, on trouvait une tumeur du volume d'une noix, aplatie, résistante, un peu douloureuse, non mobile, et n'ayant d'ailleurs aucune connexion avec le larynx.

A part l'âge des malades (cinquante-sept, cinquante-huit ans), ces trois observations nous présentent encore plusieurs caractères communs. Les symptômes qui signalèrent le début et qui persistèrent ensuite, furent les suivants : une douleur que les malades éprouvaient dans le côté malade du pharynx, et deux fois également dans l'oreille, la gêne de la déglutition, le rejet d'un liquide puriforme et sanguinolent, enfin la fétidité de l'haleine. Plus tard, la lésion envahissant la paroi postérieure du larynx, les aryténoïdes, etc., la voix s'enrouait, les aliments pénétraient parfois dans le larynx et la respiration se trouvait gênée. Deux fois une tumeur dure, bosselée, apparut sur le côté correspondant du cou, près de sa naissance. La mort arriva chez deux malades un an ou dix-huit mois après l'apparition des premiers symptômes.

Dans les trois cas, l'examen laryngoscopique fit voir une perforation ulcéreuse de l'une des moitiés latérales de l'épiglotte, une ulcération siégeant dans la région latérale correspondante du pharynx, et une inflammation modérée des parties voisines.

Chez le premier malade on aurait pu penser qu'il s'agissait d'ulcérations syphilitiques, les ulcérations de cette nature pouvant également amener la perforation de l'épiglotte. A une époque plus avancée, le diagnostic fut assuré par la forme irrégulièrement bosselée de l'épiglotte et par l'apparition d'un pseudo-plasme volumineux grenu, rougeâtre, à la base de la langue.

Dans les deux derniers cas, l'existence du cancer laryngé fut mise hors de doute par la première exploration laryngée, entreprise, il est vrai, quand déjà l'affection datait de six mois ou d'un an. Il suffisait de jeter un coup d'œil sur les excroissances spongieuses et ulcérées qui pullulaient dans l'intérieur du larynx pour porter du premier coup un diagnostic certain.

DES TROUBLES DE LA MOTILITÉ DU LARYNX (1).

§ 1. — Paralysie phonique des constricteurs de la glotte.

L'exploration laryngoscopique fait voir que l'aphonie et l'enrouement tiennent souvent à ce que, au moment où l'on veut produire un son, les cordes vocales ne se rapprochant pas suffisamment, la glotte reste béante et les cordes vocales ne sont pas assez ébranlées par des vibrations sonores. Ce défaut de rétrécissement peut exister à la fois pour la glotte interligamenteuse et pour la glotte intercartilagineuse ; il peut être plus prononcé à la partie la plus reculée de la glotte intercartilagineuse que partout ailleurs, ou bien être beaucoup moins apparent dans ce point que vers le milieu de la glotte. Ce sont là des différences que j'ai reconnues dès mes premières observations. Toutes les fois que la glotte reste ainsi béante d'une manière très prononcée, la voix est perdue. Je l'ai, par contre, trouvée simplement enrouée dans les cas où le défaut d'occlusion, tout en occupant la glotte entière, n'était pas complet, et dans ceux où il avait pour siége exclusif la partie moyenne

(1) Publié dans *Allgem. Wien. med. Zeit.*, 1862, n°s 4 et 8 (28 janvien et 25 février). — Voyez en outre des observations détachées, *Ibid.*, 1859, n° 22 (31 mai); 1860, n° 8 (21 février) ; et dans *Zeitsch. der Ges. d. Aerzte*, 1859, n° 11 (14 mars).

(interligamenteuse), l'occlusion de la partie postérieure, (intercartilagineuse), s'opérant d'une manière complète. Dans les cas de ce genre, les muscles thyro-aryténoïdiens, qui sont placés sur les côtés de la glotte, étaient peut-être paralysés incomplétement ; toutefois, le défaut d'occlusion de la glotte doit être attribuée principalement à la paralysie des constricteurs par excellence, les crico-aryténoïdiens latéraux et les aryténoïdiens transverses, à laquelle peut s'ajouter un trouble analogue dans les fonctions des thyro-aryténoïdiens et peut-être des aryténoïdiens obliques (Merkel) qui contribuent à l'occlusion de la glotte. La paralysie n'affecte d'ailleurs pas toujours ces divers muscles avec une égale intensité. C'est ainsi que dans un cas que j'ai publié précédemment, il y avait une prépondérance frappante des aryténoïdiens obliques.

La paralysie incomplète ou complète des constricteurs de la glotte, alors même qu'elle est très prononcée, ne dépasse pas dans bien des cas les limites d'une paralysie exclusivement phonique, c'est-à-dire qu'elle n'entrave que la production des sons ; de telle sorte que, même avec une aphonie complète, l'occlusion de la glotte se fait très bien pendant la toux, la déglutition, l'effort. En même temps, la dilatation de la glotte s'opère avec une entière liberté.

Dans les cas que j'ai observés, cette paralysie existait toujours des deux côtés à la fois. D'après les mêmes faits, je dois admettre qu'elle peut être une conséquence de diverses autres maladies. Ce sont les suivantes :

a. Le catarrhe du larynx. Le premier fait de ce genre a été publié par Störk.

b. Les catarrhes, soit légers, soit intenses, de la trachée et des bronches. L'examen laryngoscopique ne révèle alors rien d'anormal, à part la dilatation permanente de la glotte, et l'insuffisance de ses vibrations dans les tentatives de phonation. L'enrouement ou l'aphonie dure quelques jours ou quelques semaines seulement, ou bien persiste pendant des mois, ou même pendant des années, alors que le catarrhe a depuis longtemps disparu.

c. La tuberculisation pulmonaire. Comme dans d'autres circonstances, l'aphonie due à cette cause peut apparaître à diverses reprises chez le même individu, pour disparaître après une durée, soit éphémère, soit longtemps prolongée.

d. La fièvre typhoïde. Dans un cas de ce genre, où l'aphonie était survenue peu de temps avant la mort, l'examen le plus exact ne révéla aucune altération anatomique du larynx. Il s'agissait donc, sans nul doute, d'un trouble de l'innervation. Nous aurons plus tard l'occasion de parler d'un autre cas dans lequel le laryngoscope permit de reconnaître une paralysie phonique des constricteurs de la glotte, dont l'invasion se rattachait à une fièvre typhoïde.

e. Les excroissances des cordes vocales. Dans plusieurs cas où il y avait de ces petites productions accidentelles, la glotte restait tellement béante que l'enrouement paraissait devoir être rapporté en grande partie à cette cause.

Parmi les moyens de traitement qui conviennent à cette affection, il faut citer avant tout l'électrisation, qui comptait déjà des succès extrêmement brillants bien avant l'emploi du laryngoscope. On se sert des courants d'induction et d'éponges mouillées, que l'on applique de manière à faire passer le courant à travers les muscles paralysés. L'action heureuse de ce moyen se manifeste souvent dès la première séance par une diminution de l'enrouement, une phonation plus facile, et une fatigue moins grande à la suite de l'exercice de la parole. Cet effet est souvent assez fugace; aussi faut-il revenir plusieurs fois à l'électrisation pour obtenir un résultat définitif. Tout récemment, Maurice Mayer a obtenu un fort beau succès en substituant aux éponges le pinceau électrique. On rencontre toutefois des cas dans lesquels l'électrisation échoue complétement.

J'ai remarqué depuis longtemps que l'aphonie disparaît parfois momentanément pendant que l'on pratique l'examen laryngoscopique (1). C'est là une circonstance qui me paraît digne d'intérêt. On ne peut d'ailleurs guère s'expliquer ce phénomène par les modifications que l'exploration apporte à la disposition des parties; il est plus probable qu'il est dû à l'excitation à laquelle cet examen donne lieu. En tenant compte de ce fait, on pourrait peut-être chercher, dans la paralysie dont il s'agit, à porter une excitation directe sur la muqueuse laryngée, en y faisant pénétrer de l'eau ou une solution de nitrate d'argent, des médicaments pulvérulents, etc. (2).

(1) Voy. *Allgem. Wien. med. Zeit.*, 1860, n° 8 (21 février).

(2) Le même effet peut être la conséquence d'une émotion morale. C'est ce qui arriva dans un des cas de paralysie phonique des constricteurs de la glotte qui se sont présentés à mon observation. (Voy. *Zeitschrift d. Gesellschaft d. Aerzte*, 1859, n° 11 ; et *Allgem. Wien. med. Zeit.*, 1859, n° 22.) La malade, âgée de quarante-sept ans,

Parmi les malades que l'on a traités avec succès par ces moyens, pour un catarrhe chronique présumé, il en est probablement un certain nombre qui étaient seulement affectés de la lésion de la motilité qui nous occupe.

L'observation suivante ne manque pas, à un autre point de vue, d'un certain intérêt pratique.

Elle est relative à une servante, Franziska U..., âgée de vingt et un ans. D'après les renseignements qu'elle nous a donnés, elle a eu, il y a cinq ans, une fièvre typhoïde à la suite de laquelle sa voix s'est perdue, ou est au moins restée fortement enrouée. L'aphonie se dissipa au bout d'un an, puis reparut de nouveau trois mois plus tard. A partir de ce moment, l'aphonie persistait, alternant seulement parfois avec un fort enrouement. La malade ajoutait qu'elle avait été réglée pour la première fois dans le cours de la fièvre typhoïde, et que ses règles n'avaient pas reparu depuis cette époque.

Depuis quatre ou cinq ans, elle était sujette à une gêne de la respiration, qui présentait de temps en temps des exacerbations, le plus souvent nocturnes. Depuis la même époque, elle éprouvait fréquemment des bouffées de chaleur vers la tête, auxquelles se joignait souvent de la céphalalgie depuis trois ans.

Depuis son entrée à l'hôpital (vers le milieu du mois d'août 1861) elle était tantôt complétement aphone, tantôt

avait perdu la voix depuis dix mois. Un jour elle aperçut un enfant qui se précipitait du haut d'un étage. Dans le bouleversement que lui causa ce spectacle, elle poussa un cri d'effroi qui marqua le moment où la voix lui fut rendue.

seulement très enrouée. Le diapason de sa voix était alors fréquemment très élevé.

L'examen laryngoscopique répété à plusieurs reprises fit voir que la glotte restait béante dans toute sa longueur pendant les tentatives de phonation, tandis que hors de là son occlusion s'opérait à merveille. Au reste, toutes les parties du larynx et la trachée, jusqu'à sa bifurcation, étaient dans un état d'intégrité parfaite, ainsi que le cœur et les poumons. Il n'y avait pas de catarrhe bronchique.

La malade était fort bien nourrie, et avait le teint très fleuri, bien que la muqueuse buccale fût pâle. Point de bruits de souffle.

Le 8 janvier, je fis pratiquer une saignée d'une livre. Le 14, la voix était en partie revenue, et le 15, il ne restait même plus d'enrouement. La production de certains sons était seulement encore difficile. La gêne de la respiration disparut en même temps, ainsi que la sensation d'une pression incommode que la malade éprouvait au niveau de la trachée. En outre, les bouffées de chaleur et la céphalalgie étaient devenues moins fortes.

Le 21, les règles reparurent pour la première fois depuis cinq ans, au dire de la malade. L'aphonie n'a pas reparu (1).

(1) Chez une autre jeune fille, fort alerte et *hystérique*, l'examen laryngoscopique révéla également une paralysie (incomplète) des constricteurs de la glotte. Elle était prise de temps en temps d'un enrouement extrêmement intense qui disparaissait ensuite spontanément.

§ 2. — Paralysie complète des constricteurs de la glotte.

Nous employons ce nom en opposition avec celui de paralysie phoniqne pour désigner, non point la paralysie de tous les muscles qui concourent à l'occlusion de la glotte, mais bien ce trouble particulier de la motilité dans lequel le rapprochement (et peut-être aussi la tension) des cordes vocales se fait d'une manière insuffisante, non-seulement au moment de la phonation, mais encore pendant l'exercice de divers autres actes respiratoires.

Le plus souvent, dans ces cas, la glotte ne reste pas seulement béante lorsque le malade cherche à prononcer la voyelle A ; le rapprochement des cartilages de Santorini et des aryténoïdes se fait, en outre, d'une manière incomplète, lorsque le malade fait successivement plusieurs efforts de toux peu énergiques. La déglutition, l'effort et l'expectoration s'exécutent, par contre, comme à l'état normal. A part la différence qui vient d'être relevée, les cas de ce genre se confondent avec la paralysie phonique ci-dessus décrite. Le trouble de la motilité existe à peu près invariablement des deux côtés à la fois. Je n'ai vu qu'un seul cas qui fît exception à cette règle.

J'ai, en outre, eu l'occasion d'observer un malade chez lequel la contraction des constricteurs glottiques faisait défaut à la fois pendant la phonation et pendant l'expectoration, et probablement aussi pendant la déglutition.

C'était un cultivateur, Georges D..., âgé de soixante-deux ans, qui avait, depuis quatre semaines, de la toux, de l'enrouement (auquel succéda plus tard une aphonie complète), et une gêne de la déglutition.

L'examen laryngoscopique montra que, pendant que le malade essayait de produire la voyelle A, la glotte restait largement béante, et les cartilages de Santorini, ainsi que les aryténoïdes, étaient ébranlés par un frémissement très manifeste, que je n'avais observé jusque-là dans aucun cas.

La glotte se fermait incomplétement pendant la toux, aussi l'expectoration se faisait-elle fort mal. Pour le reste, le laryngoscope ne révéla rien d'anormal, ni dans le larynx, ni dans la partie de la trachée qui était accessible à l'exploration.

L'introduction, plusieurs fois répétée, de sondes œsophagiennes d'assez gros calibre, diminua beaucoup la gêne de la déglutition, bien que rien ne démontrât la présence d'un rétrécissement de l'œsophage. La régurgitation des aliments, soit liquides, soit solides, cessa. Toutefois, quelques parcelles pénétrèrent encore de temps en temps dans la glotte. Cet accident était dû, sans doute en partie au moins, à la paralysie des constricteurs de la glotte, que l'on constatait à un degré inaccoutumé au moment de la toux et pendant la phonation. En outre, le voile du palais était incomplétement paralysé (1).

(1) Depuis que ceci a été écrit, j'ai rencontré plusieurs faits du même genre. Je me contenterai de consigner ici les principaux détails d'une seule de ces observations ; elle est relative à un homme âgé de quarante-deux ans, qui était fortement enroué et très gêné de la déglutition. Lorsqu'il cherchait à prononcer la voyelle *a*, la glotte restait notablement élargie, et lorsqu'il *toussaillait*, le cartilage de Santorini du côté droit demeurait presque immobile. Quand il toussait avec force, le cartilage de Santorini du côté gauche venait se placer derrière le cartilage corres-

§ 3. — Rétrécissement permanent de l'un des côtés de la glotte.

Dans cette affection, le bord interne de l'une des cordes vocales inférieures est plus ou moins rapproché de la ligne médiane ou bien même il se confond avec elle. Le sommet de l'aryténoïde et le cartilage de Santorini, du côté correspondant, forment une saillie frappante, qui peut arriver jusqu'à la ligne médiane ou même la dépasser. Cette corde vocale reste immobile, ou exécute au moins des mouvements beaucoup moins étendus qu'à l'état normal, pendant l'inspiration et l'expiration profondes, la phonation et la toux. Rien de semblable ne s'observe du côté opposé. La voix n'en est pas moins enrouée plus ou moins fortement, et la toux est parfois un peu prolongée.

Il y a deux ans que j'ai publié la première observation

pondant droit, et le segment postérieur de la corde vocale supérieure gauche se déjetait au delà de la ligne médiane, au point de se mettre en contact avec l'une ou l'autre des cordes vocales droites. La corde vocale inférieure droite restait immobile en dehors de la ligne médiane. En même temps l'épiglotte présentait un rétrécissement transversal, et lorsque le déplacement ci-dessus décrit de la corde vocale gauche était arrivé à son maximum, l'épiglotte exécutait une rotation de 45 degrés environ autour de son axe longitudinal, de telle manière que le milieu de son bord libre regardait à gauche.

Lorsque le malade avalait rapidement, les boissons pénétraient dans les fosses nasales. Il ne pouvait déglutir des bols alimentaires volumineux sans en favoriser la descente par l'ingestion de quelques gorgées de liquide. La voix n'était cependant pas nasonnée et le voile du palais fermait convenablement l'orifice postérieur des fosses nasales pendant l'action de souffler.

de ce genre (1), et des faits analogues se sont présentés depuis cette époque à diverses reprises. La nature de l'affection n'en reste pas moins problématique, et c'est un peu arbitrairement que nous lui assignons le rang qu'elle occupe ici. A supposer qu'elle consistât essentiellement en une paralysie des muscles moteurs de l'une des cordes vocales, il faudrait admettre que celle-ci n'affecte pas seulement les constricteurs, mais également les dilatateurs de la glotte, seulement la paralysie serait plus prononcée dans le premier groupe de muscles. On expliquerait alors la saillie du sommet de l'aryténoïde par l'action prépondérante des muscles les plus énergiques. Un résultat semblable pourrait sans doute être produit également par une contraction permanente des constricteurs de la glotte, et notamment de certains faisceaux du muscle thyro-aryténoïdien.

D'après ce que j'ai vu, les maladies suivantes doivent être rangées parmi les causes qui peuvent donner lieu aux troubles de motilité en question.

a. Les catarrhes des voies respiratoires. — Plusieurs malades faisaient remonter l'origine de leur enrouement à un prétendu catarrhe du larynx. L'un d'eux était affecté d'emphysème.

b. Le rhumatisme. — Chez un malade, l'enrouement avait succédé de près à un rhumatisme de la face, qui siégeait du côté correspondant à la paralysie laryngée, et qui persistait encore au bout de trois mois, à l'époque où je fis l'examen laryngoscopique.

(1) Voy. *Allgem. Wien. med. Zeit.*, 1860, n° 8.

c. Le cancer de la trachée. — Dans un cas, cette lésion avait pour siége la paroi postérieure de la trachée, immédiatement au-dessous du cartilage cricoïde. On voyait une bosselure longitudinale, longue d'un pouce et demi à peu près, et munie de trois ou quatre prolongements transversaux, dirigés vers la paroi latérale de la trachée, du côté correspondant à la paralysie. Chez un autre malade, le cancer occupait seulement la paroi latérale de la trachée, également du côté où les muscles du larynx paraissaient être paralysés (1).

§ 4. — Spasmes.

Je me bornerai ici à mentionner un fait dans lequel il s'agissait probablement d'un spasme des muscles cricothyroïdiens.

Une servante, âgée de vingt ans, perdit la voix dans le cours d'un rhumatisme articulaire qui durait depuis quelques semaines. L'examen laryngoscopique fut fait peu de temps après. La face postérieure de l'épiglotte était le siége d'une rougeur intense qui se continuait, en s'adoucissant, sur la muqueuse qui recouvre les cartilages de Santorini et les aryténoïdes, et sur la paroi antérieure du larynx. L'aphonie persistait. Peu de temps après, elle alterna avec une netteté parfaite de la voix, mais celle-ci était alors à un diapason extrêmement élevé, analogue

(1) Dans un autre cas, dont j'ai déjà parlé, de petites productions accidentelles, formées probablement par du tissu connectif, occupaient la face postérieure de l'épiglotte, la paroi antérieure du larynx et la corde vocale inférieure qui paraissait être paralysée.

à celui de la voix de fausset. L'examen laryngoscopique, fait dans un moment où la voix était aphone, fit voir que la glotte était dilatée.

Cet état ne se modifia pas sensiblement pendant six mois environ. La malade entra alors de nouveau à l'hôpital. La voix restait à ce moment invariablement à un diapason très élevé; elle était, d'ailleurs, parfaitement nette. La pression exercée sur les faces antérieure et latérale du cartilage cricoïde, jusqu'au niveau du bord inférieur du thyroïde, était douloureuse.

Je supposai que cette altération particulière de la voix pouvait se rattacher à un état d'irritation des muscles crico-thyroïdiens (1) situés dans cette région, et je me décidai, en conséquence, à y faire pratiquer des frictions avec une pommade fortement belladonée. L'effet de ce traitement parut confirmer l'opinion que je m'étais faite sur la nature de la maladie. Au bout de quatre à cinq jours, les douleurs avaient disparu, et la voix était revenue à son diapason normal.

DES RÉTRÉCISSEMENTS DU LARYNX (2).

Nous ne nous occuperons pas seulement ici des cas dans lesquels le passage de l'air à travers le larynx rencontre un obstacle tel, que la respiration ne se fait plus que d'une manière incomplète et au prix d'efforts considérables (*laryngosténose* proprement dite), mais encore des rétré-

(1) Qui en tendant les cordes élèvent le diapason.

(2) Publié dans *Wien. med. Zeit.*, 1862, n°s 32 et 33 (12 et 19 août).

cissements moins avancés qui ne gênent pas sensiblement la respiration.

Nos observations relatives à ce point sont fort nombreuses. Nous les diviserons, au point de vue clinique, en trois catégories, suivant que le rétrécissement était sus-glottique, glottique, ou sous-glottique.

§ 1. — Rétrécissement des parties situées au-dessus de la glotte.

Laissant de côté l'œdème des ligaments ary-épiglottiques que nous n'avons pas eu l'occasion d'étudier à l'aide du laryngoscope, nous trouvons d'abord dans cette catégorie un fait de *rétrécissement de l'orifice supérieur du larynx par une tumeur du pharynx*, que nous allons résumer en quelques mots.

Un forgeron, âgé de soixante-deux ans, reçu à l'hôpital le 18 juillet 1860, portait depuis longtemps un goître, qui avait augmenté rapidement de volume à partir du mois de mai. La déglutition était devenue difficile depuis trois semaines, et les aliments pénétraient fréquemment dans le larynx. Depuis la même époque, le malade éprouvait de la dyspnée toutes les fois qu'il se livrait à des mouvements un peu énergiques. Le larynx était complétement refoulé à droite par une tumeur du volume du poing, développée dans le lobe gauche du corps thyroïde. La voix était un peu nasonnée.

A l'examen laryngoscopique, on voyait que la tumeur s'étendait de la paroi latérale à la face postérieure du pharynx, où elle formait derrière le larynx une saillie du volume d'une noix, bosselée, s'étendant de gauche à droite sous la face postérieure de l'épiglotte, dans toute sa largeur.

La gêne de la respiration s'aggrava à un tel point qu'il fallut en venir à la trachéotomie. L'autopsie fit voir que la tumeur en question était de nature cancéreuse.

Je citerai en passant un cas analogue, dans lequel l'entrée du larynx n'était pas rétrécie.

Il s'agit d'une jeune fille, agée de vingt-cinq ans, qui éprouvait depuis trois ans dans le pharynx des douleurs dont l'intensité avait notablement augmenté depuis trois mois. A partir de la même époque, la déglutition était devenue très difficile, et, de même que chez le malade de l'observation précédente, les aliments pénétraient fréquemment dans le larynx. La voix était également un peu nasonnée.

Là encore, l'examen laryngoscopique fit voir une tumeur, probablement cancéreuse, située à la paroi postérieure du pharynx, dirigée à peu près transversalement, immédiatement en arrière des cartilages aryténoïdes et de leurs appendices.

Dans ces deux cas, les aliments pénétraient sans doute fréquemment dans le larynx, parce que la présence de la tumeur les faisait dévier dans cette direction.

Dans cette même catégorie nous trouvons encore *les tumeurs qui siégent dans le segment supérieur du larynx*. J'ai vu deux cas de ce genre. Ils ont été mentionnés plus haut, dans le paragraphe consacré aux tumeurs fibreuses du larynx. Il faut encore considérer comme appartenant au même groupe, deux cas de cancer du larynx dont il a été également question précédemment, et dans lesquels des excroissances carcinomateuses, parties de la paroi latérale ou postérieure du vestibule du larynx, faisaient saillie au-dessus de la glotte jusques auprès de la ligne médiane.

§ 2. — Rétrécissement de la glotte.

Le rétrécissement de la glotte a été observé par nous dans les affections suivantes :

1° *L'inflammation catarrhale*, soit aiguë, soit chronique.

a. Inflammation catarrhale aiguë. — Nous avons déjà fait voir, en traçant l'histoire de cette affection, comment elle peut aboutir au rétrécissement de la glotte. Nous rappellerons seulement ici que le rétrécissement peut être dû aux diverses conditions suivantes : la tuméfaction des cordes vocales inférieures ; une altération analogue, soit des cordes vocales supérieures, qui viennent faire saillie dans le champ de la glotte, soit encore de la muqueuse qui revêt la paroi postérieure du larynx ; l'obstacle qui est apporté au déplacement des cordes vocales inférieures de dedans au dehors, soit par le gonflement de leur moitié externe ou des tissus environnants, et notamment des cordes vocales supérieures, soit par la tuméfaction des parties situées au dehors et en arrière des aryténoïdes, lésion qui met à elle seule obstacle au déplacement des deux apophyses musculaire et vocale, de ces cartilages. Nous avons signalé enfin parmi les causes possibles de rétrécissement de la glotte, la paralysie des muscles qui la dilatent et le spasme de ses constricteurs. Ces causes diverses de rétrécissement du larynx sont d'ailleurs communes à toutes les inflammations de la muqueuse laryngée.

b. Dans le *catarrhe chronique* simple, nous avons vu également la glotte être rétrécie, quoiqu'à un degré moindre par la tuméfaction des cordes vocales et de la muqueuse qui revêt la paroi postérieure du larynx.

2° *L'inflammation syphilitique de la muqueuse laryngée.*

3° *L'inflammation croupale.* — Je n'ai pas eu l'occasion de faire l'examen laryngoscopique dans des cas de ce genre. Je me bornerai donc à rappeler que les fausses membranes des cordes vocales suffisent à elles seules pour rétrécir le champ de la glotte; ce résultat est peut-être dû pour une plus large part encore à l'œdème des cordes vocales, que l'on voit se produire et devenir mortel, non-seulement lorsque les fausses membranes occupent ces ligaments, mais encore quand elles siégent sur l'épiglotte ou sur d'autres parties du larynx, comme cela se voit notamment dans la variole.

4° *L'inflammation et l'œdème des cordes vocales et du segment supérieur de la paroi postérieure du larynx, suite de périchondrite laryngée.* — Nous avons déjà parlé des faits de périchondrite que nous avons observés dans la fièvre typhoïde, dans la variole, chez des sujets syphilitiques, et dans lesquels le rétrécissement très considérable du larynx était sans doute produit principalement, sinon exclusivement, par la tuméfaction œdémateuse ou inflammatoire des cordes vocales inférieures, accompagnée ou non d'une altération analogue des cordes vocales supérieures. Dans d'autres cas, et notamment dans un cas de périchondrite développée dans le cours d'une fièvre typhoïde, le rétrécissement de la glotte n'était pas assez considérable pour donner l'explication de la dyspnée, qui était portée fort loin. Il est probable que dans les cas de ce genre, le larynx est surtout rétréci par la tuméfaction de la muqueuse sous-glottique.

5° *Les ulcérations des cordes vocales inférieures.* — Ces ulcérations, lorsqu'elles ont des dimensions considérables, et notamment lorsqu'elles occupent la glotte dans toute sa longueur, suffisent quelquefois à elles seules pour produire un élargissement des cordes vocales inférieures. Toutefois le rétrécissement semble produit en majeure partie par l'inflammation des parties voisines, parmi lesquelles il faut citer surtout la paroi postérieure du larynx. Il peut être porté au point de rendre la trachéotomie indispensable. Cette catégorie d'ulcérations comprend les espèces suivantes :

a. Les ulcérations syphilitiques.

b. Les ulcérations diphthéritiques de la fièvre typhoïde. —Nous avons observé un seul fait non douteux de ce genre. Il en a déjà été question plus haut. Rappelons seulement que l'examen laryngoscopique permit de constater une profonde perte de substance de l'une des cordes vocales inférieures, accompagnée d'un œdème inflammatoire énorme des deux lèvres de la glotte et de la paroi postérieure du larynx.

c. Les ulcérations des phthisiques.—Nous appelons ici tout particulièrement l'attention sur l'inflammation chronique de la muqueuse qui accompagne parfois les ulcérations et finit par aboutir finalement à la dégénérescence calleuse (Rokitansky); cette altération contribue pour une large part au rétrécissement du larynx que l'on observe chez les phthisiques.

d. Des ulcérations de nature indéterminée. — Je suis obligé de comprendre dans cette catégorie provisoire plusieurs faits que j'ai rencontrés dans ma pratique. Je citerai en particulier certaines ulcérations qui semblaient, d'après les renseignements recueillis, avoir une origine syphilitique, mais qui résistèrent au traitement spécifique, ce qui rendit au moins le diagnostic douteux. La trachéotomie dut être pratiquée dans l'un de ces cas. J'ai fait, en outre, chez des hommes âgés de cinquante-huit ans et au delà, quelques observations qui devraient trouver probablement leur place ailleurs, et dont je me contenterai de dire un mot ici. On voyait sur la muqueuse qui revêt les cartilages de Santorini et les aryténoïdes, des taches d'une couleur blanc jaunâtre sale, au niveau desquelles la muqueuse n'était cependant pas manifestement ulcérée. La muqueuse environnante était le siége d'une tuméfaction accompagnée de rougeur, qui donnait lieu à un rétrécissement de la glotte. Chez l'un de ces malades, il fallut pratiquer la trachéotomie. Je mentionnerai enfin diverses autres formes d'ulcérations accompagnées d'une tuméfaction inflammatoire des parties voisines, et dont la description détaillée ne doit point nous arrêter ici.

6° *Les cicatrices*, qui peuvent avoir une double origine.

a. Cicatrices consécutives à des plaies. — Un fait de cette espèce, que j'ai observé il y a trois années (1), était surtout intéressant au point de vue de la phonation. Il s'agit

(1) *Allg. Wien. med. Zeit.*, 1859, n°s 20 et 25 (17 mai et 21 juin).

d'un apprenti cordonnier, âgé de quinze ans, qui s'était fait, au niveau de la partie supérieure du cartilage thyroïde, une plaie par instrument tranchant, laquelle avait divisé les deux cordes vocales gauches en travers. A la suite de l'inflammation qui succéda au traumatisme, une adhérence s'établit entre le segment antérieur, le plus étendu, de la corde vocale inférieure gauche et la corde vocale correspondante du côté droit au moyen d'une pseudo-membrane interposée. La paroi gauche du larynx présentait, au niveau de l'angle postérieur de la glotte, une perforation, limitée en avant par la surface de section (cicatrisée) de la corde vocale inférieure gauche. C'est par cet orifice accidentel que le malade respirait. Lorsqu'il prononçait la voyelle *a*, la corde vocale inférieure droite vibrait dans toute sa longueur. Ces vibrations étaient rendues possibles par cette circonstance que le rapprochement du bord interne de ce ligament vers la ligne médiane s'accompagnait d'un relâchement de la pseudo-membrane. La voix était seulement un peu enrouée, et, chose remarquable, elle avait conservé une étendue d'une octave de voix de poitrine et de quatre notes de tête.

c. Cicatrices consécutives à des ulcérations. — Nous rangeons ici deux cas de rétrécissement du larynx, déjà publiés par nous (1), et dont l'un avait pour origine manifeste des ulcérations syphilitiques des cordes vocales ; dans le second cas, une origine semblable était au moins très probable. Chez la malade de la première observation, il fallut en venir ultérieurement à la trachéotomie ; chez le

(1) *Loc. cit.*, 1859, n° 22.

second, la gêne de la respiration, peu prononcée d'abord, s'aggrava ensuite considérablement sous l'influence d'un catarrhe intercurrent des voies respiratoires. Cette aggravation disparut lorsqu'un traitement antiphlogistique eut fait justice de la complication. À cette même classe appartient peut-être encore le fait d'un individu atteint d'accidents syphilitiques secondaires, chez lequel je constatai que les cordes vocales inférieures étaient, dans leur segment antérieur, très inégales et soudées entre elles, par une pseudo-membrane épaisse et irrégulière.

7° *Les végétations.* — *a.* Nous avons déjà vu que les *végétations papillaires* et d'autres excroissances d'un petit volume ne diminuent pas notablement le champ de la glotte, alors même qu'elles siégent sur le bord libre des cordes vocales proprement dites. Il faut cependant se rappeler que, chez un malade dont il a déjà été question, des productions de ce genre ont paru être le point de départ d'un œdème inflammatoire, qui amena un rétrécissement tel de la glotte, que la trachéotomie dut être pratiquée.

b. Végétations syphilitiques. — J'ai vu un cas très frappant de ce genre, dans lequel la glotte était fortement rétrécie par des végétations et un gonflement des cordes vocales supérieures. Les végétations s'étaient développées sur les restes de l'épiglotte et des replis ary-épiglottiques en grande partie détruits précédemment par une ulcération, et probablement aussi sur les cordes vocales supérieures.

c. Lupus. — Chez une jeune fille atteinte de cette affection, un rétrécissement modéré de la glotte était dû principalement à des végétations nombreuses situées à la paroi postérieure du larynx.

8° *La déviation d'une corde vocale inférieure vers la ligne médiane ou au delà de cette ligne.*

a. *Par un abcès sous-jacent.* —J'ai cité plus haut un cas de ce genre, dans lequel l'abcès avait pour point de départ une périchondrite du cartilage cricoïde.

b. *Par des productions cancéreuses.* — Nous avons fait voir, en parlant du cancer du larynx, que chez un de nos malades, une masse cancéreuse née de la paroi latérale droite du larynx, refoulait la corde vocale inférieure correspondante de dehors en dedans, de manière à transformer la glotte en une sorte de fente curviligne.

c. Nous avons enfin à mentionner ici le *rétrécissement unilatéral de la glotte, dû à des troubles de la motilité*, dont il a été traité précédemment. Nous rappellerons aussi que dans un cas de végétations papillaires accompagnées de ce trouble de la motilité, la trachéotomie devint nécessaire à la suite de l'apparition intercurrente d'un œdème inflammatoire de la glotte. Il est à supposer que dans ce cas le fonctionnement incomplet des muscles a dû contribuer largement à donner au rétrécissement de la glotte une grande gravité. Cette circonstance nous porte à penser qu'il y aurait du danger à supprimer chez ce malade l'usage de la canule et à laisser l'ouverture de la trachée se cicatriser.

§ 3. — Rétrécissements de la partie sous-glottique du larynx.

Nous trouvons ici les états morbides suivants.

1° *Le rétrécissement annulaire sous-glottique.* — Nous

en avons fait connaître, il y a plus de deux ans (1), un cas relatif à un apprenti cordonnier, âgé de quatorze ans, chez lequel les accidents (toux et dyspnée), datant de cinq mois, s'amendèrent notablement sous l'influence des émissions sanguines. L'examen laryngoscopique fit voir un peu au-dessous de la glotte un rebord annulaire au niveau duquel le larynx n'avait que le diamètre d'une plume d'oie.

Plus tard nous avons rencontré un autre rétrécissement de même forme, mais moins avancé. C'était chez une domestique agée de vingt-quatre ans. Depuis trois mois, elle toussait, sa voix était enrouée, et elle éprouvait une sensation de sécheresse douloureuse dans le larynx.

Examen laryngoscopique fait le 14 août 1861. Les deux cordes vocales inférieures étaient le siége d'ulcérations superficielles, et l'angle antérieur de la glotte était occupé par une très petite excroissance pédiculée. A peu de distance au-dessous du bord libre des cordes vocales inférieures, on apercevait un enduit annulaire, large d'une ligne, vert clair, inégal, très adhérent, dont le bord libre faisait saillie dans l'intérieur du larynx. Un enduit analogue existait également sur la paroi postérieure du pharynx, et se prolongeait de là jusqu'aux parois de l'arrière-cavité des fosses nasales. L'haleine était très fétide. La malade avait en outre une blennorrhée vaginale et des ulcérations superficielles du museau de tanche. L'enduit du pharynx se laissait détacher assez facilement sous forme d'une membrane assez résistante; la muqueuse qu'il recouvrait était très peu injectée et n'avait pas de tendance à

(1) *Allgem. Wien. med. Zeit.*, 1860, n° 8 (21 février).

saigner. L'examen microscopique fit voir que cet enduit était composé de mucosités et d'éléments épithéliaux. Il se reproduisait opiniâtrément chaque fois qu'on en avait débarrassé le pharynx. (Croup chronique?)

En dépit d'un traitement par l'iode et les frictions mercurielles, l'état de la malade ne se modifia pas. La production pseudo-membraneuse ne disparut définitivement que lorsqu'on eut soumis la malade à des inhalations fréquemment répétées de vapeur d'eau. On reconnut alors que l'enduit verdâtre du larynx avait eu pour base une membrane accidentelle de même forme, mince, blanchâtre, translucide dans quelques points, d'un aspect réticulé au-dessous de l'angle antérieur de la glotte. Cet anneau pseudo-membraneux laissait d'ailleurs au larynx une perméabilité suffisante pour que la respiration ne fût nullement gênée, en même temps qu'il permettait d'apercevoir au laryngoscope jusqu'à la bifurcation des bronches. La paroi postérieure de la trachée était couverte dans toute son étendue de petites élevures, formées probablement par des glandes mucipares tuméfiées. Les ulcérations superficielles des cordes vocales s'étaient cicatrisées et la végétation qui occupait l'angle antérieur de la glotte était réduite à des dimensions minimes.

2° *La périchondrite laryngée.* — Nous avons dit plus haut (*b*) qu'il faut admettre un rétrécissement sous-glottique compliquant cette affection dans les cas où la tuméfaction inflammatoire secondaire des cordes vocales ne rétrécit pas suffisamment la glotte pour que la gêne considérable de la respiration puisse être expliquée par cette cause seule.

Un cas de ce genre s'est présenté à nous, il y a déjà quelque temps (1). Une domestique, âgée de trente-huit ans, éprouva des douleurs dans le larynx, puis de l'enrouement et une gêne intermittente de la respiration. La dyspnée allait en s'aggravant depuis quelque temps et avait atteint une gravité considérable le 25 janvier 1859. On constatait les signes d'un rétrécissement avancé du larynx. Au laryngoscope, on voyait que la corde vocale supérieure droite était le siége d'un gonflement inflammatoire considérable, qui effaçait entièrement le ventricule de Morgagni et masquait complétement la corde vocale inférieure droite. La face interne du repli ary-épiglottique droite était également injectée et gonflée. La corde vocale inférieure gauche était intacte et s'écartait notablement de la ligne médiane à chaque inspiration, laissant ainsi un libre passage à l'air. La dyspnée devait par conséquent être expliquée, en grande partie du moins, par une lésion située plus profondément dans le larynx.

Il fallut recourir à la trachéotomie, et la malade sortit de l'hôpital, guérie. La nature de la lésion sous-glottique n'a pas pu être déterminée.

3° *Les tumeurs de l'intérieur du larynx.*

4° J'ai observé un rétrécissement particulier du larynx *consécutivement à la trachéotomie*, qui avait été faite quelque temps auparavant (7 janvier 1859) pour un œdème considérable des quatre cordes vocales, développé probablement à la suite d'une ulcération diphthéritique ou d'une périchondrite, dans le décours d'une fièvre typhoïde. J'eus

(1) *Zeitsch. d. Gesell. d. Aerzte*, 1859, n° 11 (14 mars).

l'occasion de renouveler l'examen laryngoscopique au mois de juin 1862.

Les deux cordes vocales étaient encore le siége d'un gonflement, facile à constater même par l'ouverture de la trachée, et se juxtaposaient intimement dès que l'on comprimait le cartilage thyroïde en travers. La glotte était par conséquent encore considérablement rétrécie. Le larynx était en outre rétréci dans son diamètre antéro-postérieur, à peu de distance au-dessous de la glotte, par une saillie inégale, qui s'insérait sur le segment inférieur de la paroi postérieure du larynx et venait s'engager dans l'échancrure de la canule, et en outre, par la rétraction qu'avait subie le segment postérieur de la paroi supérieure de l'ouverture trachéale, constitué en partie par le ligament conique. Lorsqu'on attirait cette partie en avant, à l'aide d'un stylet boutonné, on voyait se dessiner deux replis latéraux qui se rendaient d'avant en arrière vers la paroi de la trachée ou du larynx.

DU RÉTRÉCISSEMENT DE LA TRACHÉE (1).

Le premier fait de ce genre que j'aie rencontré est relatif à un apprenti cordonnier, Joseph B..., âgé de dix-huit ans, assez chétif, qui éprouvait, depuis environ six mois, de la dyspnée, notamment lorsqu'il se livrait à des mouvements énergiques; depuis la même époque, l'inspiration s'accompagnait d'un sifflement dû à l'obstacle que la pénétration de l'air rencontrait dans la trachée.

(1) Publié dans *Allgem. Wien. med. Zeit.*, 1862, n° 6 (11 février).

La dyspnée avait augmenté depuis quelques semaines. La course était devenue impossible, et le malade était obligé fréquemment d'interrompre son travail. Pendant les dernières nuits qui précédèrent son entrée à l'hôpital, il avait été plusieurs fois forcé de se tenir assis sur son lit. La voix était restée sonore et parfaitement nette.

Il fut reçu le 26 janvier 1861. Depuis peu de jours, il toussait; il était sujet à s'enrouer et à éprouver des douleurs fugaces sur les côtés de la poitrine. Dans les derniers jours, la plupart de ces symptômes avaient disparu, et il ne restait qu'une toux peu fréquente, s'accompagnant de l'expectoration d'une petite quantité de crachats analogues à de la salive. Le corps thyroïde avait un peu augmenté de volume depuis quelques mois. La déglutition n'avait jamais été embarrassée, et le malade n'avait pas éprouvé de douleurs au niveau de la région laryngo-trachéale.

Les mouvements respiratoires attiraient tout d'abord l'attention par leur caractère particulier. Lorsque la respiration était calme, l'inspiration s'accompagnait d'un affaissement peu prononcé des espaces sus-claviculaires, affaissement qui était plus accusé lorsque le malade faisait des efforts. La fossette sus-sternale se creusait médiocrement, quelle que fût l'énergie des mouvements respiratoires. A chaque inspiration, on voyait se dessiner une dépression profonde au niveau de l'épigastre et des cartilages des dernières côtes et des premières fausses côtes. En même temps, le segment supérieur du thorax éprouvait une ampliation antéro-postérieure, et la plus grande partie de sa moitié inférieure s'élargissait transversalement. La contraction énergique du diaphragme était, en outre, accusée par la saillie considérable de la région abdominale inférieure. Pendant l'expiration, la dépression épigastrique disparaissait en grande partie, quoique le malade portât la déformation sternale caractéristique de sa profession. Cette anomalie des mouvements respiratoires s'observe dans les retrécissements avancés du larynx. Je l'ai également constatée, il y a quelques années, dans un cas de rétrécissement de la trachée qui n'a pas été l'objet d'une exploration laryngoscopique. Je ne l'ai, d'ailleurs, vue se produire que chez des individus jeunes. Voici comment il faut, sans doute, s'en rendre compte. Le passage de l'air à travers le larynx ou la trachée étant empêché, l'action énergique du diaphragme et des muscles qui élèvent les côtes a pour effet de produire pendant l'inspiration une raréfaction considérable de l'air intra-thoracique; de plus les cartilages costaux, qui n'ont pas perdu leur flexibilité, ne peuvent opposer une résistance suffisante à la pression de l'air extérieur et se laissent déprimer.

L'inspiration et l'expiration étaient prolongées. Les inspirations profondes s'accompagnaient d'une sorte de souffle ou de ronflement, qui devenait plus bruyant lorsque le malade exécutait des mouvements, et qui, d'autres fois, avait un timbre plus sourd, et ressemblait beaucoup au bruit que l'on entend dans les cas de goîtres volumineux. Ce bruit était beaucoup plus faible pendant l'expiration. Le thorax était partout sonore à la percussion, même au niveau du sternum. La matité complète du foie ne commençait, dans la ligne mammaire, qu'à un pouce au-dessus du rebord costal, et à trois travers de doigt de ce rebord dans la ligne axillaire. La pointe du cœur était déviée en dedans. Les poumons étaient, par conséquent, le siége d'un emphysème secondaire. Même pendant les inspirations les plus énergiques, on entendait à peine un bruit vésiculaire indistinct dans les parties antéro-supérieures du thorax. Sur tous les autres points de la poitrine, on ne percevait qu'une espèce de murmure obscur, et les bruits trachéaux transmis.

Les bruits du cœur et de l'aorte étaient normaux. Pouls de 80 à 100, respiration de 12 à 16. Point de cyanose ni d'œdème. Le corps thyroïde était médiocrement hypertrophié ; son lobe moyen n'arrivait pas complétement jusqu'à la fourchette sternale. Il était facile d'imprimer au corps thyroïde des mouvements de déplacement. On ne provoquait pas de douleur en pressant sur le larynx ou sur la trachée.

La voix était claire et aussi sonore qu'à l'état normal. Elle paraissait seulement affaiblie lorsque le malade essayait de crier. L'examen laryngoscopique ne révéla aucune lésion dans le larynx, ni dans les parties environnantes. L'occlusion de la glotte se faisait parfaitement. Par contre, la trachée présentait, dans un point peu éloigné de son origine, un rétrécissement tel, que son canal était transformé en une sorte de fente antéro-postérieure très étroite. Au-dessus du rétrécissement, la muqueuse trachéale était injectée et tuméfiée. On distinguait toutefois parfaitement quelques-uns des cerceaux sous-jacents.

Les bords de la fente que formait le rétrécissement étaient inégaux. Elle était manifestement plus large pendant l'expiration que pendant l'inspiration, durant laquelle la pression atmosphérique rapprochait ses deux lèvres, en même temps que les mucosités, peu abondantes, situées au-dessus du rétrécissement, se trouvaient aspirées.

L'examen laryngoscopique me parut surtout intéressant au moment où le malade poussait un cri perçant sur une note très élevée. Ce son était produit dans l'expiration par la vibration de toute la longueur des bords du rétrécissement, les cordes vocales demeurant tout à fait immobiles et largement béantes. Ces bords, formés par les parois de la trachée, jouaient, par conséquent, dans ce moment, le rôle des cordes vocales.

J'ai pu, en outre, constater chez ce malade, comme je l'avais déjà fait antérieurement dans une autre circonstance, que dans l'attitude droite de la tête, qui a pour conséquence de relâcher le ligament conique, le revêtement muqueux de ce ligament formait une saillie arrondie dirigée en arrière, et se dessinant au niveau de la paroi antérieure du larynx sous l'apparence d'un bourrelet transversal (1).

Sous l'influence du repos (2), et sans qu'aucun traitement actif fût intervenu, la dyspnée avait sensiblement diminué le 7 février, et, cinq jours plus tard, les mouvements respiratoires ne présentaient plus aucun des caractères particuliers décrits plus haut.

Dès le 13 mars, la respiration était complétement libre lorsque le malade était au repos. L'examen laryngosco-

(1) Au-dessus du premier cerceau trachéal visible dans d'autres cas.

(2) Ce qui suit a été publié dans le n° 34, 1862 (26 août), de l'*Allgem. Wien. med. Zeit.*

pique permit de constater que la partie rétrécie s'était élargie notablement, et que le rétrécissement s'étendait du troisième ou du quatrième anneau de la trachée à quatre ou six anneaux situés au-dessous. La muqueuse ne présentait plus qu'une légère hypérémie sur le côté droit de la partie rétrécie.

Pendant la deuxième moitié du mois de mars, le corps thyroïde prit un développement plus considérable, et la respiration fut de nouveau gênée. Ces deux symptômes se dissipèrent ensuite de nouveau par l'usage de la glycérine iodée. Lorsque le malade quitta l'hôpital (le 22 juillet), le rétrécissement de la trachée existait encore. En tenant compte de son siége, il n'était guère douteux qu'il ne fût dû à la compression exercée par le goître, dont le volume était, d'ailleurs, peu considérable. Il avait, lors de l'entrée du malade, été porté à un degré excessif par le catarrhe intercurrent de la muqueuse trachéale correspondante.

Chez deux autres de mes malades, le rétrécissement de la trachée, moins prononcé, était encore produit par une tuméfaction du corps thyroïde, mais il s'agissait ici de goîtres beaucoup plus volumineux. Chez un de ces malades, le cartilage cricoïde était dévié à droite et occupait de ce côté un plan plus élevé qu'à gauche.

A l'examen laryngoscopique, on voyait que le rétrécissement était situé plus bas que dans la première observation. Son grand diamètre se dirigeait obliquement d'avant en arrière et de gauche à droite. La compression avait, par conséquent, suivi également une direction oblique. La tumeur devait se trouver, soit à gauche et en arrière de la trachée, soit à droite et en avant. La partie de la trachée, située au-dessus du rétrécissement, présentait une autre déviation qui dépendait probablement de celle du cartilage cricoïde; et grâce à laquelle sa paroi latérale droite était vue presque de face dans le laryngoscope.

Chez un quatrième malade (1), le rétrécissement de la trachée entraîna une terminaison fatale. La tuméfaction très considérable du corps thyroïde était produite par une dégénérescence cancéreuse. La malade, âgée de soixante-deux ans, était sujette depuis plusieurs années à de la toux et à de la dyspnée, et elle avait eu toujours le corps thyroïde un peu volumineux. Depuis un mois, la glande avait augmenté rapidement de volume, de manière à acquérir finalement les dimensions d'un poing. La dyspnée s'était aggravée depuis trois ou quatre jours. L'inspiration était sifflante depuis la veille. Entrée à l'hôpital le 19 mars 1862, la malade fut examinée au laryncoscope le même jour. La trachée était considérablement rétrécie à un travers de doigt environ du larynx; sa paroi latérale gauche, sur laquelle on ne reconnaissait plus les anneaux cartilagineux, était refoulée fortement à droite, de manière à dépasser beaucoup la ligne médiane, et à circonscrire avec la paroi opposée une fente étroite, qui se dirigeait obliquement de gauche à droite et d'avant en arrière. La glotte était déviée dans le même sens. La compression avait agi manifestement de gauche à droite et d'arrière en avant.

La respiration était bruyante, la dyspnée extrêmement

(1) Nous avons observé récemment trois autres cas de ce genre.

intense, mais la voix était normale. La malade mourut le 22 mars. L'autopsie fit voir que l'augmentation de volume du corps thyroïde portait principalement sur le lobe gauche, qui refoulait la paroi postérieure de la trachée vers son axe, dans l'espace compris entre le sixième et le douzième anneau.

DES TUMEURS DE LA TRACHÉE (1).

J'ai vu, pour la première fois, une tumeur de la trachée chez un homme, âgé de soixante-sept ans, qui fut reçu dans mon service le 4 juin 1860. Il était atteint d'un rétrécissement très avancé de la partie supérieure de l'œsophage. Depuis deux mois, la voix était enrouée et se perdait quelquefois complétement.

La corde vocale inférieure droite était à peu près immobile, son bord interne occupant la ligne médiane, et le cartilage de Santorini du côté droit était un peu plus élevé que celui du côté gauche. Pendant l'inspiration, même profonde, la dilatation de la glotte s'exécutait incomplétement, la corde vocale gauche en faisant les frais presque à elle seule. Dans l'état de dilatation de la glotte, on voyait au-dessous des cordes vocales une petite tumeur ovalaire, dirigée obliquement d'arrière en avant et de haut en bas. En raison du petit diamètre de la glotte, il n'était pas possible de déterminer si cette production naissait de la partie inférieure du larynx ou de la partie supérieure de la trachée, ni dans quelle étendue elle pourrait s'étendre de haut en bas.

(1) Publié dans *Allgem. Wien. med. Zeit.*, 1861, n° 8 (19 février).

En raison de l'existence simultanée d'un rétrécissement de l'œsophage au même niveau, il était évident qu'il s'agissait d'une production cancéreuse née de ce conduit.

L'autopsie, faite le 8 juillet, confirma ce diagnostic.

La production accidentelle formait sur la paroi postérieure de la trachée un bourrelet longitudinal, qui s'étendait de haut en bas au-dessous du cartilage cricoïde, dans une hauteur d'un pouce et demi, et envoyait trois ou quatre prolongements sur la paroi droite de la trachée.

Le changement de position de la corde vocale et du cartilage de Santorini du côté droit n'existait plus sur le cadavre, et l'on ne trouva aucune lésion anatomique qui pût en donner l'explication. Il s'agissait donc, comme dans plusieurs des faits qui précèdent, d'une anomalie de la motilité consécutive à un trouble de l'innervation, et consistant soit en une paralysie du crico-aryténoïdien postérieur droit, soit en un spasme de ses antagonistes.

Dans un deuxième cas, que j'ai également observé pendant l'été de la même année, le siége de la tumeur était plus profond. Le malade, porteur d'un goître médiocrement volumineux, était sujet depuis un an à éprouver de la dyspnée, et il toussait depuis quelque temps. Dans un point très déclive de la trachée, on voyait une saillie qui occupait à peu près le tiers de son diamètre et qui naissait de sa paroi, en arrière et à droite.

La situation profonde de la tumeur était rendue évidente par le grand nombre d'anneaux cartilagineux que l'on pouvait compter au-dessus d'elle. La surface libre de la saillie était visible dans l'étendue de quelques lignes de haut en bas. Elle était plane et garnie seulement de quelques inégalités très peu apparentes. Sa coloration différait peu de celle de la muqueuse environnante. Rien n'y dénotait la présence d'anneaux cartilagineux. En tenant compte de ces diverses circonstances, il paraît assez légitime d'admettre qu'il ne s'agissait pas d'un simple refoulement de la paroi trachéale, mais d'une altération intrinsèque de ses tuniques, à laquelle pouvait d'ailleurs se joindre une compression venue du dehors(1). L'extension de cette saillie vers la bronche droite n'avait d'ailleurs pas pour conséquence un rétrécissement notable de ce canal, car le murmure vésiculaire n'était pas affaibli dans le poumon droit, et la dyspnée très modérée, accusée par le malade, s'expliquait sans peine par la coexistence d'un catarrhe bronchique généralisé, peu intense d'ailleurs.

Une troisième observation est relative à un garçon d'hôtel âgé de trente-huit ans, qui entra dans mon service pour y être traité d'un catarrhe du larynx, et qui n'a pas encore quitté l'hôpital. L'examen laryngoscopique fit voir une tumeur arrondie, du volume d'un grain de chènevis, implantée sur le bord libre du larynx, et une autre tumeur analogue, ayant à peine les dimensions d'un petit pois, et s'insérant sur la paroi postérieure du segment inférieur du

(1) Divers faits de compression de la partie supérieure de la trachée, qui se sont présentés à mon observation depuis que ceci à été décrit, démontrent que les anneaux cartilagineux peuvent cesser d'être visibles par le seul fait d'une compression extérieure subie par la trachée et au niveau du point sur lequel elle porte. Il n'est donc pas possible d'affirmer que dans le fait rapporté ci-dessus, nous n'ayons pas eu affaire simplement à une compression de ce genre, produite, par exemple, par un goître sous-sternal.

larynx ou de la partie la plus élevée de la trachée. La base d'implantation de cette dernière tumeur était un peu plus étroite à gauche qu'à droite. Cette insertion s'apercevait surtout distinctement lorsqu'on imprimait à la tête du malade un mouvement de rotation de manière à rendre visible une plus grande étendue de la paroi latérale du larynx et de la trachée, du côté opposé au sens de la rotation. Dans tout le reste de son étendue la trachée paraissait parfaitement normale, et il en était de même des bronches au niveau des trois ou quatre premiers anneaux.

L'enrouement a disparu depuis que le catarrhe du larynx a cessé d'exister.

DES ULCÉRATIONS SYPHILITIQUES DE L'ARRIÈRE-CAVITÉ DES FOSSES NASALES (1).

J'ai pu examiner trois malades porteurs d'ulcères de ce genre ; voici en peu de mots dans quelles circonstances.

Observation I. — Pierre D..., tourneur, âgé de vingt ans, reçu dans mon service le 15 juillet 1861, avait contracté, vers le milieu du mois d'avril 1861, un chancre qui s'était cicatrisé. La cicatrice s'était ensuite détruite, et il était resté une ulcération du diamètre d'un pois, non indurée.

On constata des ulcérations de l'amygdale gauche et de la paroi postérieure du pharynx ; de plus, une éruption d'acné syphilitique. L'examen rhinoscopique fit voir

(1) Publié dans *Allgem. Wien. med. Zeit.*, 1861, n° 48 (26 novembre).

que la paroi supérieure de l'espace naso-pharyngien était le siége d'ulcérations assez étendues, en partie recouvertes de pus. La guérison fut obtenue à l'aide d'un traitement par les frictions.

Observation II. — Léopold S..., confiseur, âgé de dix-huit ans, reçu dans mon service le 28 juin 1861, était atteint depuis six semaines d'une perforation du voile du palais, et depuis quelques jours d'un gonflement du côté gauche de la racine du nez. Au moment de son entrée, ce gonflement présentait l'aspect d'un abcès prêt à s'ouvrir, mais il se dissipa plus tard sous l'influence d'un traitement par l'iodure de potassium.

Les piliers étaient ulcérés. L'exploration rhinoscopique faisait voir des ulcérations nombreuses, confluentes, couvertes de pus, sur la face postérieure du voile du palais, dans son segment antérieur. D'autres moins étendues et moins profondes étaient situées à sa face antérieure, tout autour de la perforation. La muqueuse de l'orifice postérieur des fosses nasales et de la paroi supérieure de l'espace naso-pharyngien était le siége d'un certain nombre de petites végétations.

Observation III. — Susanne S..., journalière âgée de trente-six ans, mariée, fut reçue dans mon service le 6 novembre 1861. Elle disait avoir eu, il y a trois ans, une ulcération du voile du palais, qui aurait guéri sous l'influence d'un traitement exclusivement local. La voix n'aurait pas eu le timbre nasonné à cette époque. Depuis deux mois, de nouvelles pertes de substance s'étaient produites au voile du palais, et la voix était devenue nasonnée.

A l'inspection de la cavité buccale on apercevait des

pertes de substance ulcéreuses du voile du palais et de ses piliers. Le voile du palais présentait en outre, au-dessus de l'ulcération récente, une cicatrice rayonnée assez ancienne. Des ulcérations étendues occupaient également la paroi postérieure du pharynx, depuis son insertion supérieure jusqu'au niveau de l'origine des piliers. A l'examen rhinoscopique on apercevait sur les parties latérales de la face postérieure du voile staphylien, des pertes de substance profondes, cicatrisées, accidentées par des saillies en forme de trabécules. Toute la partie comprise entre ces deux zones cicatricielles était ulcérée et couverte de pus. Une perte de substance assez profonde et très étendue, limitée par des cicatrices analogues, se voyait à la paroi supérieure de l'arrière cavité des fosses nasales. Près de la périphérie de cette surface on apercevait en outre quelques petites excroissances arrondies et de petites ulcérations, et dans toute l'étendue de l'espace naso-pharyngien la muqueuse avait un aspect grenu. L'épiglotte était détruite en partie. Une excroissance analogue à une plaque muqueuse, insérée apparemment au niveau du cartilage aryténoïde gauche, masquait le segment postérieur de la corde vocale inférieure gauche. Une production du même genre recouvrait la corde vocale inférieure droite dans toute son étendue, à l'exception seulement d'une bandelette très mince ; elle paraissait s'insérer sur la corde vocale supérieure correspondante. Les parties visibles des cordes vocales inférieures étaient d'ailleurs d'une apparence normale, et l'occlusion de la glotte se faisait bien Entre le larynx et l'extrémité inférieure des piliers postérieurs, la muqueuse du pharynx n'était pas altérée.

Dans ces observations, les points suivants me paraissent dignes de fixer l'attention.

1° Dans les deux cas où le voile du palais était perforé, la perte de substance était plus prononcée à la face postérieure qu'à la face antérieure; la perforation paraissait donc s'être opérée d'arrière en avant.

2° Chez les trois malades, les ulcérations de l'espace naso-pharyngien étaient accompagnées d'une lésion analogue de la paroi postérieure du pharynx.

3° Il résulte, par contre, d'autres faits observés par moi, que cette paroi du pharynx est fréquemment le siége d'ulcérations qui n'envahissent pas l'espace naso-pharyngien, ou qui au moins ne vont pas au delà de sa paroi postérieure.

4° Ces observations démontrent suffisamment l'importance de l'examen rhinoscopique chez les sujets syphilitiques, notamment au point de vue de la prophylaxie des perforations du voile du palais.

5° Il résulte de mes observations, que l'on peut rencontrer sur les parois de l'espace naso-pharyngien de petits sillons, des inégalités, de très petites granulations, qui donnent à la muqueuse un aspect chagriné, et même des végétations plus volumineuses, arrondies, plus ou moins pédiculées, qui n'ont certainement pas une origine syphilitique. On les voit chez des personnes bien portantes, peut-être à la suite de catarrhes antécédents. Les altérations de ce genre, qui sont consignées dans les trois observations rapportées ci-dessus, ne sauraient donc être mises avec certitude sur le compte de la vérole.

Il est probable que l'examen rhinoscopique donnerait

des résultats également intéressants chez les personnes atteintes de diverses dermatoses.

Je dois ajouter que, pour bien voir par ce procédé les ulcérations de l'arrière-cavité des fosses nasales, il est nécessaire de les débarrasser du pus qui les recouvre, et, dans les cas de perforation du voile, d'éloigner les débris alimentaires qui s'y accumulent souvent en assez grande quantité. J'obtiens ce résultat en pratiquant des injections d'eau tiède ou froide, lorsque les surfaces ulcérées saignent facilement. Je me sers à cet effet d'une seringue dont la canule courbée sous un angle aigu ou presque droit près de son extrémité supérieure, permet de porter l'injection sur les parois antérieure et supérieure de la cavité. Après l'avoir introduite entre le voile du palais et la paroi postérieure du pharynx, on fait pencher au malade la tête en avant, de manière à laisser l'eau s'écouler librement par la bouche et les fosses nasales. On pourrait, en employant ce procédé, se servir également d'injections de dissolutions médicamenteuses.

L'examen rhinoscopique est complété utilement par l'exploration faite à l'aide de stylets métalliques ou de tiges de baleine, auxquelles on donne des courbures diverses, et qui permettraient en particulier de reconnaître la présence de séquestres enkystés.

DE LA NÉVRALGIE ET DE L'HYPERESTHÉSIE DE L'ISTHME DU GOSIER (1).

L'affection dont j'ai à m'occuper ici appartient à la classe des névralgies et des hyperesthésies. On l'observe

(1) Publié dans *Allg. Wien. med. Zeit.*, 1862, n° 9 (4 mars).

dans certaines parties de l'isthme du gosier et probablement aussi dans des régions situées plus profondément. Ce n'est certainement pas une maladie rare, attendu que, dans ces derniers mois, je n'en ai pas rencontré moins de six exemples (1).

Pour déterminer le siége de l'hyperesthésie, je me suis servi de tiges de baleine boutonnées et recourbées, ou, ce qui est préférable, de l'extrémité de l'index à l'aide de laquelle j'exerçais une pression appropriée.

Il n'est peut-être pas hors de propos de faire remarquer qu'il faut éviter le contact de l'ongle avec les parties que l'on soumet à cette exploration, ce contact étant douloureux en dehors de toute lésion de la sensibilité.

Les recherches que j'ai faites m'ont permis de constater que les points suivants peuvent être le siége de l'affection dont il s'agit :

a. La base de la langue, dans la partie qui est située derrière l'insertion externe et postérieure du pilier antérieur sur la langue. Cette région était invariablement affectée chez tous mes malades, quelquefois dans une petite étendue seulement, tandis que dans d'autres cas l'hyperesthésie s'étendait en bas et en arrière jusqu'au niveau de l'os hyoïde. Au reste, alors même que les deux côtés étaient hyperesthésiés simultanément, la sensibilité restait intacte dans presque toute l'étendue de la partie moyenne de la base de la langue (2).

(1) J'ai eu récemment l'occasion de faire un plus grand nombre d'observations du même genre.

(2) J'ai vu, chez quelques autres malades, l'hyperesthésie envahir également les parties situées près de la ligne médiane.

b. L'amygdale, la *fovea ovalis* de Tourtual, qui sépare cet organe de la base de la langue et du segment inférieur des deux piliers. Cette localisation est un peu moins fréquente que la précédente. Le contact du doigt avec l'amygdale ou les piliers provoquait souvent une toux violente.

c. Dans quelques cas, l'hyperesthésie affectait également la partie postérieure des bords de la langue. Chez un malade, elle occupait le plancher buccal, les gencives au niveau de la dernière grosse molaire inférieure, et la paroi latérale du pharynx.

Les deux côtés étaient le plus souvent affectés simultanément, mais jamais au même degré tous les deux.

L'examen laryngoscopique ou rhinoscopique faisait voir que ces diverses parties avaient un aspect parfaitement normal. Les symptômes subjectifs étaient assez variables. Les malades se plaignaient d'une douleur qu'ils comparaient à celle que produirait un instrument piquant ou coupant, ou bien un grattement un peu vif. L'exploration digitale démontrait que ces sensations douloureuses avaient pour siége les points ci-dessus énumérés de la base de la langue, des amygdales ou des piliers. Elles étaient parfois assez intenses pour que les malades se crussent atteints d'une ulcération ou d'une affection cancéreuse; toutefois je ne les ai jamais vues acquérir une violence excessive. Dans quelques cas, elles s'irradiaient d'arrière en avant, en suivant les bords de la langue, de manière à simuler une névralgie de cet organe dans lequel une malade éprouvait, en outre, une sensation d'engourdissement.

BIBLIOTHÈQUE IMPÉRIALE IMPR.

Chez plusieurs malades, la douleur était peu marquée; ils éprouvaient seulement un certain embarras de la déglutition, une sensation de gonflement, ou de corps étranger, ou de sécheresse dans le pharynx et dans le larynx. Je n'ai pas observé d'altération de la sensibilité gustative.

C'est en raison de ces sensations anormales que les malades venaient réclamer l'examen laryngoscopique, qui donnait constamment un résultat négatif. Le diagnostic du siége et de la nature de l'affection était assuré par l'exploration à l'aide de la sonde ou du doigt.

Au point de vue de l'étiologie, nous avons à noter que parmi nos six malades il y avait deux hommes, âgés l'un de trente-sept ans, l'autre de soixante; deux jeunes filles de quatorze et de vingt ans, et deux femmes de trente-quatre et de quarante-huit ans.

Chez les deux premiers malades, l'affection s'était produite en dehors de toute cause déterminante appréciable. La jeune fille âgée de quatorze ans était réglée depuis trois ou quatre ans; le début de la névralgie remontait à peu près à l'époque de la première apparition des menstrues. La malade fut ensuite atteinte de chlorose. La guérison de cette affection resta sans influence sur la névralgie. L'autre jeune fille était sujette à des migraines fréquentes, occupant de préférence le côté gauche. Quinze jours avant le début de la névralgie elle avait eu une angine catarrhale, accompagnée d'enrouement et de douleurs vives pendant la déglutition. Elle était convalescente lorsqu'elle s'exposa, dit-elle, à un fort refroidissement. La névralgie se serait montrée quelques heures plus tard, affectant surtout le côté gauche du segment postérieur de la base de la langue.

Chez les deux femmes l'apparition de la névralgie avait été précédée de douleurs analogues dans d'autres parties du corps. L'une de ces malades (âgée de trente-quatre ans) était sujette depuis huit ans à des névralgies intercostales et mammaires, affectant alternativement les deux côtés. Ces névralgies avaient été remplacées depuis trois mois par des douleurs siégeant à la base de la langue, et au niveau des amygdales et des piliers. L'autre malade, âgée de quarante-huit ans, était sujette depuis de longues années, à des attaques de migraine, qui avaient cessé depuis deux ans et demi, époque de l'apparition de la névralgie gutturale. Celle-ci paraissait d'ailleurs avoir succédé à un catarrhe de la pituitaire et des voies respiratoires.

Les douleurs étaient provoquées ou aggravées par une conversation prolongée, par le chant, etc. ; dans quelques cas, par l'ingestion d'aliments chauds ou de boissons chaudes.

Ces névralgies affectèrent invariablement une marche chronique. Deux fois la durée fut de six semaines à deux mois, dans les autres cas elle fut de trois mois, deux ans et demi, quatre ans et demi et six ans. Cette persistance opiniâtre tient peut-être à ce qu'il est impossible de condamner les malades au silence.

Dans plusieurs cas les douleurs prédominèrent alternativement tantôt d'un côté, tantôt de l'autre.

Il n'est guère possible de déterminer si les branches nerveuses qui sont affectées dans ces cas appartiennent au nerf lingual ou au glosso-pharyngien. Il n'est pas sans intérêt, à ce point de vue, de rappeler que Roser (1) a guéri par l'excision partielle du nerf lingual, une névralgie violente d'une moitié de la langue, dans laquelle les douleurs avaient également leur plus grande intensité en arrière de l'insertion du pilier antérieur.

Au point de vue du traitement, je me bornerai à faire remarquer que j'ai obtenu une fois une amélioration par la cautérisation avec le crayon de nitrate d'argent, moyen recommandé par Romberg contre la névralgie de la langue (2).

J'aujouterai enfin que j'ai observé plusieurs fois une hyperesthésie de la paroi latérale du pharynx, dans la région comprise entre la grande corne de l'os hyoïde et le bord supérieur du cartilage thyroïde. Les symptômes assez vagues que j'ai constatés chez ces malades étaient analogues à ceux qui ont été décrits plus haut. Ces observations ont été faites à une époque où je ne connaissais pas encore l'hyperesthésie de l'isthme du gosier. Aussi ne suis-je pas en mesure actuellement de dire si la névralgie en question peut exister d'une manière isolée, ou si elle n'est qu'un des phénomènes de la névralgie gutturale.

(1) Voy. *Vierordt's Archiv*, année 1855, 4e livraison.

(2) Les gargarismes laudanisés ont produit parfois de bons effets ; le plus souvent toutefois ils ont échoué.

FIN.

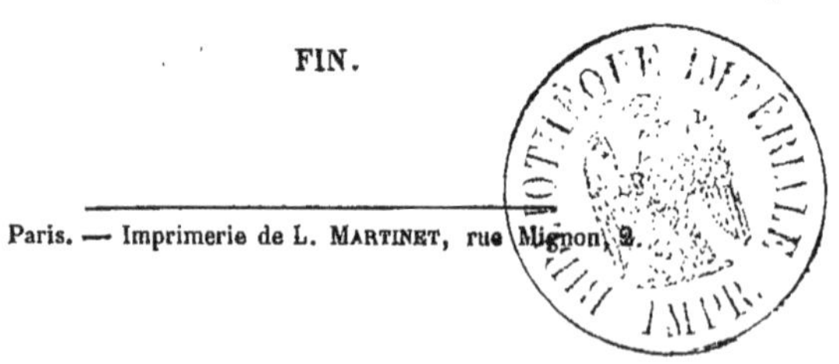

Paris. — Imprimerie de L. Martinet, rue Mignon, 2.

J.-B. BAILLIÈRE ET FILS,
LIBRAIRES DE L'ACADÉMIE IMPÉRIALE DE MÉDECINE
19, rue Hautefeuille, à Paris.
A LONDRES, HIPP. BAILLIÈRE, 219, REGENT STREET.
A New-York, BAILLIÈRE BROTHERS, 440, Broadway.
Madrid, C. BAILLY-BAILLIÈRE, *plaza del Principe Alphonso*, 16.
Les principaux libraires de France et de l'étranger.

Janvier 1862.

SOUSCRIPTION PERMANENTE

BIBLIOTHÈQUE DU MÉDECIN-PRATICIEN

OU

RÉSUMÉ GÉNÉRAL

De tous les ouvrages de clinique médicale et chirurgicale,

De toutes les monographies, de tous les mémoires de médecine et de chirurgie pratiques, anciens et modernes, publiés en France et à l'étranger.

PAR UNE SOCIÉTÉ DE MÉDECINS,

Sous la direction du docteur FABRE,
Rédacteur en chef de la *Gazette des hôpitaux*.

OUVRAGE ADOPTÉ PAR L'UNIVERSITÉ

Pour les Facultés de médecine et les Écoles préparatoires de médecine et de pharmacie de la France.

OUVRAGE COMPLET.

15 forts volumes grand in-8 de chacun 700 pag. sur 2 colonnes, équivalant à 45 volumes ordinaires

Prix de chaque volume : 8 fr. 50 c.

PROSPECTUS.

Cet ouvrage, accueilli dès le principe avec faveur par les sociétés savantes, par la presse médicale et par les médecins et les élèves, a été adopté par l'Université sur un rapport sérieux, longuement motivé et très favorable, de l'un des membres du conseil supérieur pour l'examen des livres, et sur l'approbation la plus large accordée par le Conseil national de l'instruction publique.

Le monde savant a compris maintenant le plan, le but, la portée et l'utilité de cet ouvrage immense. Ce n'est point ici une indigeste compilation, un rapprochement inintelligent des opinions des auteurs ; ce n'est pas la réimpression pure et simple des ouvrages anciens ou modernes : c'est un travail intellectuel complet, une analyse raisonnée des monographies et des traités de médecine et de chirurgie français et étrangers les plus importants, un livre original enfin, et par la forme même des recherches qu'il contient, et par la pratique éclairée des opinions, et par une foule d'aperçus et de matériaux inédits. C'est un livre qui tient le milieu entre les ouvrages de clinique et les traités dogmatiques et élémentaires de médecine et de chirurgie. Évitant avec soin la prolixité surabondante des uns, la stérile concision des autres, les auteurs ont su, dans chaque traité spécial, joindre l'exemple au précepte, appuyer les doctrines et les méthodes de traitement sur des faits bien choisis et pouvant servir de type, de modèle. Ces faits, ils les empruntent indifféremment à tous les maîtres de l'art. Hippocrate, Galien, Celse, Ambroise Paré, Sydenham, Morgagni, Scarpa, Chopart, Desault, Pinel, Broussais, Boyer, Dupuytren, etc., sont mis à contribution tour à tour, et les observations ou les opinions empruntées à leurs ouvrages se trouvent souvent en regard des opinions et des observations des médecins et chirurgiens vivants, observations et opinions communiquées verbalement ou recueillies dans les publications contemporaines, et dans cette mine inépuisable et si mal explorée jusqu'ici des meilleurs journaux de médecine qui se publient en Europe et en Amérique depuis cinquante ans.

Un travail de recherches et d'analyse a été exécuté, sur chaque branche de la pathologie interne et externe, avec le même soin, la même étendue, le même examen consciencieux pour les volumes qui composent cette importante publication : ainsi, des ouvrages qui, pour chaque partie de la science, formeraient à eux seuls une volumineuse bibliothèque, sont cités, analysés, résumés, appréciés ; de sorte que le lecteur a immédiatement sous les yeux et en quelques pages tout ce qui lui importe de savoir, connaissance qui lui coûterait à acquérir plusieurs années d'un travail assidu et des dépenses incalculables.

Nous ne pouvons mieux faire apprécier ce vaste Répertoire de l'état actuel des connaissances pratiques en médecine et en chirurgie que par l'indication des matières qui sont traitées dans chacun des volumes.

Le Tome Ier contient les Maladies des femmes, qui embrassent : 1° les maladies des parties externes de la génération ; 2° les maladies du périnée ; 3° les maladies des parties internes de la génération ; 4° maladies de l'utérus et de ses annexes ; 5° maladies du col de la matrice ; 6° maladies des trompes utérines ; 7° maladies des ovaires.

Le Tome II contient la suite des Maladies des femmes : 1° maladies des mamelles ; 2° maladies du mamelon ; 3° maladies attribuées à des lésions de la circulation et de l'innervation. Puis les Maladies de l'appareil urinaire : 1° maladies des reins ; 2° maladies des calices et des bassinets, 3° maladies des uretères ; 4° maladies de la vessie.

Le Tome III contient la suite des Maladies de l'appareil urinaire. Maladies de la vessie (partie très importante) comprenant les corps étrangers de la vessie introduits par l'urèthre, par les plaies ou par le tube digestif, les calculs, leur dissolution, leur extraction, la lithotritie, *avec planches*, la taille, les hernies de la vessie, les névralgies, la paralysie, la cystite, le catarrhe de la vessie, l'hématurie, les abcès, les fistules, la gangrène, l'hypertrophie et l'atrophie, les polypes, les fongus, les tubercules, le cancer, les acéphalocystes et les vers de la vessie.

Le Tome IV contient la fin des Maladies de l'appareil urinaire et les Maladies des organes de la génération chez l'homme : 1° maladies du col de la vessie ; 2° maladies de la prostate ; 3° maladies de l'urèthre (vices de conformation, contusions, corps étrangers, névroses, inflammations, rétrécissements de l'urèthre, rétention d'urine, exposition des diverses méthodes de traitement) ; 4° maladies du pénis ; 5° maladies des vésicules séminales (pertes séminales involontaires) ; maladies des bourses (vices de conformation, contusions, plaies, inflammation des testicules, testicules syphilitiques, végétations, atrophie, hypertrophie, spermatocèle, dégénérescences, tubercules, cancer, kystes des testicules, hydrocèle, hématocèle, pneumatocèle, sarcocèle, varicocèle, tumeurs et cancer du scrotum, etc.).

Les Tomes V et VI contiennent les Maladies des enfants, de la naissance à la puberté (*Médecine et Chirurgie*).

C'est pour la première fois que la médecine et la chirurgie des enfants se trouvent réunies ; ces deux volumes forment donc le *traité le plus complet qui existe sur les maladies des enfants :* ils présentent le résumé des travaux de Baumès, Billard, Blache, Barthez et Rilliet, Barrier, Brachet, Evanson et Maunsell, P. Dubois, Gaelis, Henke, Geoffroy Saint-Hilaire, Guersant, Richard, Bosen, Roux, Underwood, Valleix, etc., etc., ainsi que d'un grand nombre de mémoires extraits des journaux français et étrangers.

Le Tome VII comprend le Traité pratique des maladies vénériennes ; il résume l'exposé de la pratique d'Astruc, Bru, Hunter, Clare, Senac, Gruner, Cirillo, Swediaur, Girtanner, Lagneau, Carmichael, Jourdan, Cullerier, Richard, Ricord, Baumès, Devergie, Desruelles, Reynaud, Judd, Gibert, Gauthier, Cazenave, Legendre, Vidal, Serres, Puche, Rosembaum, etc.

Le Tome VIII contient le Traité pratique des maladies de la peau ; il résume la pratique des dermatologistes les plus célèbres de la France et de l'étranger, Lory, Turner, Willan, Alibert, Bateman, Fuchs, Rayer, Plumbe, Thompson, Biett, Cazenave, Schedel, Baumès, Gibert, Wilson, Devergie, Emerie, etc.

Le Tome IX contient un Traité des maladies du cerveau, des maladies mentales et des maladies nerveuses ; il présente l'exposition des travaux les plus récents sur les désordres de l'intelligence, etc.

Le Tome X contient un Traité des maladies des yeux et des oreilles, et présente l'ensemble des travaux les plus modernes français, anglais et allemands sur les maladies des yeux et du conduit auditif.

Le Tome XI contient un Traité des maladies de l'appareil digestif et ses annexes ; les maladies si importantes de l'œsophage, de l'estomac, des intestins, du foie, etc., y sont exposées d'une manière complète, soit pour ce qui concerne la partie chirurgicale, soit pour ce qui dépend de la partie médicale, qui ont été séparées à dessein et dans le but de donner plus de suite à l'exposé des idées et des travaux sur ces diverses parties.

Le Tome XII est consacré à un Traité des maladies de l'appareil respiratoire et circulatoire. Les maladies du nez et des fosses nasales, du larynx, de la trachée, des bronches et des poumons, de la plèvre, du péricarde, du cœur, des gros vaisseaux, etc., et enfin les fièvres dites entielles y sont exposées avec soin et les détails plus pratiques et les plus étendus.

Le TOME XIII comprend les MALADIES DU SYS-ME LOCOMOTEUR, maladies des os (*fractures, af-tions vitales et organiques des os, maladies du axillaire*), maladies des articulations (*plaies, torses, corps étrangers, tumeurs blanches, an-loses*), maladies des muscles (*plaies, ruptures, lammations, rétractions*), rhumatisme, goutte, ection purulente, etc.

Le TOME XIV contient un TRAITÉ DE MATIÈRE DICALE ET DE THÉRAPEUTIQUE. Les travaux des édecins étrangers appartenant, soit à l'Italie, t à l'Allemagne, soit à l'Angleterre, y sont re-és avec la plus grande exactitude à côté des avaux des médecins français. Sous ce rapport, volume éminemment pratique est entièrement uf.

Le TOME XV, enfin, contient un TRAITÉ DE MÉ-CINE LÉGALE ET DE TOXICOLOGIE, et par un résumé partial de diverses doctrines sur cette matière, offre des aperçus neufs et intéressants. C'est guide qui manque aux praticiens, et dans le-el ils trouveront les principes les plus utiles, les dications les plus nécessaires, appuyés d'exem-es et de MODÈLES DE RAPPORTS.

Ce volume est le complément de cette vaste en-eprise sans analogue, et où l'étendue et la va-iété des matières se joignent au choix des cita-ons et au travail de rédaction le plus satisfaisant.

Nous n'avons d'ailleurs qu'à ajouter à cette préciation quelques jugements de la presse édicale ; on comprendra ainsi la valeur réelle et clusivement pratique de notre *Encyclopédie des iences médicales*.

« L'auteur de la *Bibliothèque du médecin-pra-ien* a été dirigé par une bonne et heureuse pen-e, lorsqu'il s'est proposé d'offrir sur chacune des anches principales de l'art et sur quelques-unes leurs divisions secondaires, dont la spécialité est contestée par personne, une série de traités sentiellement pratiques, débarrassés de toutes s méthodes ou médications inusitées que l'ex-érience a définitivement rejetées ; une série de aités, enfin, tels que chacun de nous voudrait uvoir en extraire et en composer pour son opre usage.

» En résumé, nous croyons la *Bibliothèque du édecin-praticien* appelée à un succès qu'assu-nt d'avance la grande quantité de matériaux nt elle se composera sous un petit volume, et la odicité du prix, et que justifieront de plus en us, nous n'en doutons pas, le bon esprit et le on ton de la critique, l'exécution consciencieuse l'ouvrage et son incontestable utilité. » (DANYAU, hirurgien de l'hospice de la Maternité, *Journal chirurgie.*)

« Les faits abondent, et non pas des faits tron-ués, mais des faits textuels qui ne laissent pas de oute dans l'esprit du lecteur, et ne lui font dési-r aucun détail.... M. Fabre fait souvent usage es matériaux inédits qui lui sont confiés par des édecins spéciaux, et cela ajoute une certaine riginalité à la valeur encyclopédique de l'ou-rage.... L'article sur les fistules vésico-vaginales st écrit de main de maître.

» J'appellerais volontiers la *Bibliothèque du médecin-praticien* une *Encyclopédie dogmatique et expérimentale des sciences médicales.* Un livre qui offrirait, purement et simplement, un choix de six cents observations sur les maladies des femmes aurait certainement des chances de succès. Ces chances s'augmentent ici de l'avantage que l'on trouve à avoir le même nombre d'observations reliées par des intercalations doctrinales qui changent le recueil des faits en traité. Pour avoir l'équivalent d'un volume de la *Bibliothèque* de M. Fabre, il faudrait une soixantaine de volumes, plus une collection de journaux... » (*Annales de la chirurgie française et étrangère.*)

« Le titre de cet ouvrage indique suffisamment le but que les auteurs se sont proposé en l'entreprenant. Rassembler dans un seul corps d'ouvrage la substance de tous les traités particuliers, et cela non pas avec des à-peu-près et en altérant plus ou moins les idées de leurs auteurs, mais bien en les citant textuellement ; juger ensuite, et au point de vue du progrès scientifique actuel, les doctrines qu'ils renferment, tel est ce but, but d'une utilité incontestable, mais aussi d'une assez grande difficulté. Cependant il est juste de dire que l'auteur a surmonté avec bonheur les obstacles qui se sont présentés dès le début, et qui n'étaient certes pas des plus médiocres. Il a, en effet, ouvert la série de ses publications par le *Traité des maladies des femmes*, qui n'est pas, comme on le sait, un des plus faciles à faire.

» Après avoir épuisé ce sujet important, l'auteur aborde la pathologie de l'utérus et de ses annexes. Il entre en matière par un long article sur l'exploration de cet organe, et passe en revue, avec une sage critique, les diverses espèces de toucher, les différents spéculums. Il n'est personne qui ne lise avec un grand intérêt pratique cette introduction à la pathologie utérine. » (*Archives de médecine.*)

« Le moment actuel, en littérature médicale, se caractérise par une abondance extrême de traités généraux et de travaux d'ensemble... A la tête de ces ouvrages, par son étendue, son plan et le vaste domaine qu'il embrasse, se place l'ouvrage qui a pour titre : *Bibliothèque du médecin-praticien*, sur lequel nous avons déjà appelé l'attention de nos lecteurs à l'occasion du premier volume. Le deuxième, que nous avons sous les yeux, termine le *Traité des maladies des femmes*, et commence le *Traité des maladies de l'appareil urinaire.* Cet ouvrage pourrait à bon droit être appelé la *Monographie des monographies.* C'est, en effet, le résumé le plus complet et le plus intelligent de tout ce qui a été publié d'utile et de réellement pratique. Plus il avance, plus son plan se développe, et plus aussi on comprend quelles grandes ressources cet ouvrage présente aux praticiens, qui, dans un instant donné, et sans avoir besoin de recourir à une immensité de volumes, trouvent sous les yeux, en peu de pages, présenté de la manière la plus claire et la plus succincte, tout ce qu'ils ont intérêt de connaître au point de vue de l'art. Ce travail de lecture immense, d'analyse patiente, de rapprochements, de critique et d'appréciation, auquel si peu de praticiens peuvent se livrer, ce travail, disons-nous, a été entrepris par M. Fabre dans une série de traités qui résument la science pratique tout entière. Ce que nous y remarquons avec plaisir, c'est que cet ouvrage n'est point fait au point de vue étroit de quelque école, de quelque système, de quelque doctrine, mais seulement au point de vue de ce que l'observation de tous les temps et de tous les hommes a pu recueillir de véritablement utile et applicable. La nature, en effet, parle toujours le même langage : ce n'est que l'interprétation des hommes qui varie ; or, en laissant celle-ci de côté, pour ne tenir compte que de l'observation, on peut emprunter à tous les âges et à toutes les doctrines les faits de pratique qu'elle a pu recueillir. C'est à cette source seule, si abondante et si précieuse, que les auteurs de la *Bibliothèque* nous semblent avoir puisé. Pour eux, la question purement dogmatique s'efface toujours devant la question pratique. Après avoir aussi clairement que possible posé le diagnostic, tracé le tableau symptomatique de l'affection qu'ils étudient, ils en exposent la thérapeutique, non pas seulement à l'aide des préceptes, mais, chose plus précieuse, à l'aide des faits empruntés à tous les grands maîtres, à tous les grands observateurs de tous les âges et de tous les pays à toutes les cliniques anciennes et modernes.

» La lecture d'un pareil ouvrage ne peut être qu'essentiellement utile. Il nous paraît digne de tout l'intérêt des praticiens, qui y trouveront certainement instruction et profit, et surtout économie de temps et d'argent. » (*Bulletin de thérapeutique.*)

« Le premier volume de la *Bibliothèque du médecin-praticien* est une monographie complète des maladies des organes sexuels de la femme. On y trouve reproduits, dans ce qu'ils offrent d'utile et de pratique, les travaux les plus importants, anciens et modernes, sur cette partie de la science. Cet ouvrage remplit parfaitement le but que s'est proposé l'auteur ; par l'abondance et l'étendue des citations, c'est une *véritable bibliothèque* qui est fort utile au médecin-praticien. (Velpeau, *Académie des sciences*, séance du 28 août 1843.)

« La *Bibliothèque du médecin-praticien* se compose d'une suite de monographies. Cet ouvrage est publié sous la direction savante du docteur Fabre, et n'est pas seulement une exposition très fidèle et très précise de l'état actuel de la science sur divers points, il contient des aperçus nouveaux qui le rendent aussi original qu'instructif. » (Flourens, *Académie des sciences*, séance du 16 décembre 1844.)

« Cet ouvrage, adopté récemment par l'Université, est une série de monographies sur les diverses branches de la science ; c'est à la fois un traité dogmatique et clinique, utile aux médecins et aux chirurgiens. » (Pariset, *Académie de médecine*, séance du 11 mars 1845.)

Conditions de la Souscription.

La *Bibliothèque du médecin-praticien* est complète. C'est, sans contredit, l'un des ouvrages pratiques le plus utile et le plus complet ; il est peu de médecins qui puissent et veuillent se passer de cette *Encyclopédie pratique*, où toutes les branches de la médecine et de la chirurgie sont traitées *ex professo* et avec étendue.

Afin de faciliter l'acquisition de notre *Bibliothèque*, nous avons cru devoir ouvrir une *Souscription permanente*, et annoncer que les souscripteurs peuvent toujours retirer volume par volume ; enfin, que les divers *Traités* dont cet ouvrage se compose sont aussi livrés séparément.

Prix de chaque volume. . . . . 8 fr. 50 c.

On souscrit chez les principaux Libraires :

Amiens. . . . . . . Prevost-Allo.
Amsterdam . . . . Van Bakkenes.
Angoulême . . . . Baillarger.
Arras . . . . Topino.
Athènes. . . . . . Wilberg.
Beauvais . . . . . Pineau.
Besançon . . . . . Baudin-Biutot.
Bordeaux. . . . . Chaumas, Féret, Sauvat.
Brest . . . . Robert, Allegneu.
Bruxelles. . . . . Tircher, Decq.
Caen. . . . . Massif.
Cherbourg. . . . . Lecouflet.
Dijon . . . . Lamarche.
Florence . . . . . Lapi Papini, Ricordi et Jouhaud.
Gand. . . . . Hoste.
Gênes . . . . L. Beuf.
Leipzig. . . . . . . Dürr.
Liége . . . . J. Desoer, Gnusé.
Lille . . . . Béghin.
Lisbonne. . . . . . Silva.
Louvain. . . . . . Van Esch, Peeters.
Lyon. . . . . Melle Savy, Megret, Méra.
Marseille. . . . . Camoin frères.
Metz . . . . Lorette, Warion.
Milan . . . . Dumolard.
Montpellier . . . Patras.
Moscou . . . . . . Krogh, Gautier.
Nancy. . . . . . . Grimblot et Cie, Melle Gonet.
Nantes . . . . . . Forest aîné.
Naples. . . . . . . Marghieri, Pellerano.
Poitiers. . . . . . Letang, Billeret.
Pétersbourg . . . Dufour, Issakoff.
Porto. . . . . Moré.
Rennes. . . . . . . Deniel, Verdier.
Rochefort. . . . . Proust-Branday, A. Giraud.
Rouen. . . . . . . Dubust, Lebrument.
Strasbourg. . . . Derivaux, Treuttel et Wurtz, Salomon.
Toulon . . . . . . Monge, Rumèbe.
Toulouse . . . . . Gimet, Armaing.
Turin . . . . Bocca frères, L. Toscanelli et Co.

Paris. — Imprimerie de L. Martinet, rue Mignon, 2.

J.-B. BAILLIÈRE et FILS,

LIBRAIRES DE L'ACADÉMIE IMPÉRIALE DE MÉDECINE.

Rue Hautefeuille, 19, à Paris;

LONDRES	NEW-YORK
Hippolyte Baillière, 219, Regent street.	Baillière brothers, 440, Broadway.

MADRID, C. BAILLY-BAILLIÈRE, CALLE DEL PRINCIPE, 11.

Avril 1861.

LEÇONS DE PHYSIOLOGIE EXPÉRIMENTALE

APPLIQUÉE A LA MÉDECINE,

FAITES AU COLLÈGE DE FRANCE

PAR CLAUDE BERNARD,

Professeur de médecine au Collége de France, professeur de physiologie à la Faculté des sciences, membre de l'Institut de France et de l'Académie de médecine.

Paris, 1855-1856, 2 vol. in-8, avec 100 fig. interc. dans le texte. 14 fr.

COURS DE MÉDECINE DU COLLÉGE DE FRANCE.

LEÇONS SUR LES EFFETS

DES

SUBSTANCES TOXIQUES ET MÉDICAMENTEUSES

PAR CLAUDE BERNARD.

Paris, 1857, 1 vol. in-8, avec 32 figures intercalées dans le texte. 7 fr.

LEÇONS SUR LA PHYSIOLOGIE ET LA PATHOLOGIE

DU SYSTÈME NERVEUX

PAR CLAUDE BERNARD.

Paris, 1858, 2 vol. in-8, avec 79 figures intercalées dans le texte. 14 fr.

LEÇONS SUR LES PROPRIÉTÉS PHYSIOLOGIQUES

ET LES ALTÉRATIONS PATHOLOGIQUES

DES LIQUIDES DE L'ORGANISME,

Par CLAUDE BERNARD.

Paris, 1859, 2 vol. in-8, avec figures dans le texte. 14 fr.

MÉMOIRE SUR LE PANCRÉAS

Et sur le rôle du suc pancréatique dans les phénomènes digestifs, particulièrement dans la digestion des matières grasses neutres,

PAR CLAUDE BERNARD.

Paris, 1856, in-4, avec 9 planches gravées, en partie coloriées. 12 fr.

PRÉCIS D'HISTOLOGIE HUMAINE

Par le docteur C. MOREL,

Professeur agrégé à la Faculté de médecine de Strasbourg.
Membre de plusieurs sociétés savantes.

1 vol. in-8, avec 28 belles planches dessinées d'après nature, par le docteur A. VILLEMIN. — Prix : 10 francs.

LA PATHOLOGIE CELLULAIRE

BASÉE SUR L'ÉTUDE

PHYSIOLOGIQUE ET PATHOLOGIQUE DES TISSUS

Par Rudolf VIRCHOW

Professeur d'anatomie pathologique à la Faculté de Berlin,
Directeur de l'Institut pathologique de cette ville, membre correspondant de l'Institut de France.

TRADUIT DE L'ALLEMAND SUR LA SECONDE ÉDITION.

Par le docteur Paul PICARD.

ÉDITION REVUE ET CORRIGÉE PAR L'AUTEUR.

Paris, 1861, 1 vol. in-8 de XXXI-416 pages, avec 144 figures. — Prix : 8 fr.

ANATOMIE MICROSCOPIQUE

Par le docteur L. MANDL,
Professeur de microscopie.

OUVRAGE COMPLET publié en 46 livraisons formant 2 volumes in-folio, avec 92 planches. Prix : 276 fr.

Le tome Ier, *Histologie*, est divisé en deux séries : *Tissus et organes; — Liquides organiques.* Un volume in-folio, avec 52 planches, publiée en 26 livraisons.

Le tome II, *Histogénèse, ou Recherches sur le développement, l'accroissement et la reproduction des éléments microscopiques des tissus et des liquides organiques dans l'œuf, l'embryon, les animaux adultes à l'état normal et pathologique.* Un volume in-folio, avec 40 planches, publié en 20 livraisons. Prix : 120 fr.

Prix de chaque livraison. 6 fr.

COURS DE MICROSCOPIE

COMPLÉMENTAIRE DES ÉTUDES MÉDICALES.

ANATOMIE MICROSCOPIQUE ET PHYSIOLOGIQUE
DES FLUIDES DE L'ÉCONOMIE,

Par le docteur Al. DONNÉ,

Recteur de l'Académie de Montpellier, ex-chef de clinique de la Faculté de médecine de Paris.

In-8 de 550 pages. . . . . Prix : 7 fr. 50 c.

ATLAS DU COURS DE MICROSCOPIE,

EXÉCUTÉ D'APRÈS NATURE

AU MICROSCOPE DAGUERRÉOTYPE,

Par le docteur A. DONNÉ et L. FOUCAULT.

Un volume in-folio de 20 planches gravées, avec un texte descriptif. . . . . Prix : 30 fr.

C'est pour la première fois que les auteurs, ne voulant se fier ni à leur propre main ni à celle d'un dessinateur, ont eu la pensée d'appliquer la merveilleuse découverte du daguerréotype à la représentation des sujets scientifiques. C'est un avantage qui sera apprécié des observateurs que celui d'avoir pu produire les objets tels qu'ils se trouvent disséminés dans le champ microscopique, au lieu de se borner au choix de quelques échantillons, comme on le fait généralement ; car dans cet ouvrage, tout est reproduit avec une fidélité rigoureuse, inconnue jus-

TRAITÉ DE CHIMIE ANATOMIQUE ET PHYSIOLOGIQUE

NORMALE ET PATHOLOGIQUE,

OU

DES PRINCIPES IMMÉDIATS NORMAUX ET MORBIDES QUI CONSTITUENT LE CORPS DE L'HOMME ET DES MAMMIFÈRES.

PAR **CH. ROBIN,**

Docteur en médecine et docteur ès sciences, professeur agrégé à la Faculté de médecine de Paris,

ET **VERDEIL,**

Docteur en médecine, chef des travaux chimiques à l'Institut agricole, professeur de chimie.

3 forts volumes in-8, accompagnés d'un atlas de 45 planches dessinées d'après nature, gravées, en partie coloriées. 36 fr.

Le but de cet ouvrage est de mettre les anatomistes et les médecins à portée de connaître exactement la constitution intime ou moléculaire de la substance organisée en ses trois états fondamentaux, liquide, demi-solide et solide. Son sujet est l'examen, fait au point de vue organique, de chacune des espèces de corps ou principes immédiats qui, par leur union molécule à molécule, constituent cette substance.

Le bel atlas qui accompagne le *Traité de chimie anatomique et physiologique* renferme les figures de 1200 formes cristallines environ, choisies parmi les plus ordinaires et les plus caractéristiques de toutes celles que les auteurs ont observées. Toutes ont été faites d'après nature, au fur et à mesure de leur préparation.

HISTOIRE NATURELLE DES VÉGÉTAUX PARASITES

QUI CROISSENT

SUR L'HOMME ET SUR LES ANIMAUX VIVANTS,

PAR LE DOCTEUR **CH. ROBIN.**

1 vol. in-8 de 700 pages, accompagné d'un bel atlas de 15 planches dessinées d'après nature, gravées, en partie coloriées. 16 fr.

L'auteur a pu examiner son sujet non-seulement en naturaliste, mais encore en anatomiste, en physiologiste et en médecin.

La description ou l'histoire naturelle de chaque espèce de parasites renferme : 1. Sa diagnose. — 2. Son anatomie. — 3. L'étude du milieu dans lequel elle vit, des conditions extérieures qui en permettent l'accroissement, etc. — 4. Sa physiologie ou étude des phénomènes de nutrition, développement et reproduction qu'elle présente dans ces conditions. — 5. L'examen de l'action que le parasite exerce sur l'homme ou l'animal même qui le porte et lui sert de milieu ambiant. — On est ainsi conduit à étudier les altérations morbides et les symptômes dont le parasite est la cause, puis l'exposé des moyens à employer pour détruire ou enlever le végétal, et empêcher qu'il ne se développe de nouveau.

Les planches qui composent l'atlas ont toutes été dessinées d'après nature, et ne laissent rien à désirer pour l'exécution.

DU MICROSCOPE ET DES INJECTIONS

DANS LEURS APPLICATIONS A L'ANATOMIE ET A LA PHYSIOLOGIE,

Suivi d'une Classification des sciences fondamentales, de celle de la Biologie et de l'Anatomie en particulier,

PAR LE DOCTEUR CH. ROBIN,

1 vol. in-8 de 500 pag. avec 23 fig. dans le texte, et 4 planches gravées. 7 fr.

Cet ouvrage doit servir d'introduction à l'étude de l'anatomie générale, indiquant *les Moyens d'exploration et les caractères qu'ils nous fournissent, qui sont* 1° des injections, 2° des microscopes. L'auteur traite des loupes, des doublets, des microscopes à dissection, du microscope composé, proprement dit, ou à observation ; des conditions à remplir pour leur emploi dans les différents cas ; enfin M. Robin termine par un chapitre *sur l'emploi, en anatomie générale, des moyens physico-chimiques autres que les injections et les microscopes.*

TABLEAUX D'ANATOMIE

CONTENANT

L'EXPOSÉ DE TOUTES LES PARTIES A ÉTUDIER DANS L'ORGANISME DE L'HOMME ET DANS CELUI DES ANIMAUX,

Par le Docteur Ch. ROBIN.

1 vol. in-4 contenant 10 tableaux. — Prix : 3 fr. 50 c.

ÉTUDE DE L'APPAREIL REPRODUCTEUR DANS LES CINQ CLASSES D'ANIMAUX VERTÉBRÉS

AU POINT DE VUE ANATOMIQUE, PHYSIOLOGIQUE ET ZOOLOGIQUE,

Par le docteur MARTIN SAINT-ANGE.

Mémoire couronné par l'Institut (Académie des sciences).

Paris, 1854, grand in-4 de 234 pages, plus 17 planches gravées. 25 fr.

MÉMOIRE SUR LA STRUCTURE INTIME DU FOIE

ET SUR LA NATURE

DE L'ALTÉRATION CONNUE SOUS LE NOM DE FOIE GRAS,

Par le docteur LEREBOULLET,

Professeur à la Faculté des sciences de Strasbourg.

Mémoire couronné par l'Académie impériale de médecine.

In-4, avec 4 planches coloriées. — Prix : 7 fr.

RECHERCHES SUR L'ANATOMIE DES ORGANES GÉNITAUX DES ANIMAUX VERTÉBRÉS

Par le docteur LEREBOULLET.

Mémoire couronné par l'Académie des Curieux de la nature.

In-4, avec 20 planches. — Prix : 24 fr.

TRAITÉ D'HYDROTOMIE

OU DES INJECTIONS D'EAU CONTINUES DANS LES RECHERCHES ANATOMIQUES

Par le docteur A.-E. LACAUCHIE,

Professeur d'anatomie à l'hôpital militaire du Val-de-Grâce.

1853, in-8 de 156 pages, avec 6 planches. — Prix : 4 fr. 50 c.

MANUEL DE PHYSIOLOGIE

PAR J. MULLER,

TRADUIT DE L'ALLEMAND SUR LA DERNIÈRE ÉDITION,

PAR A.-J.-L. JOURDAN.

DEUXIÈME ÉDITION REVUE ET ANNOTÉE

PAR É. LITTRÉ,

De l'Institut, de la Société d'histoire naturelle de Halle, de la Société de biologie de Paris.

Accompagné de 320 figures intercalées dans le texte et de 4 planches gravées.

2 forts volumes grand in-8 de chacun 840 pages. — Prix : 20 fr.

Les additions importantes faites à cette édition par M. LITTRÉ, et dans lesquelles il expose et analyse les derniers travaux publiés en physiologie, feront rechercher particulièrement cette *deuxième édition*, qui devient le *seul livre de physiologie complet* représentant bien l'état actuel de la science.

Paris. — Imprimerie de L. MARTINET, rue Mignon, 2.

Librairie de J.-B. Baillière et Fils.

LEBERT. **Traité d'anatomie pathologique générale et spéciale,** ou Description et iconographie pathologique des affections morbides, tant liquides que solides, observées dans le corps humain, par le docteur H. LEBERT, professeur de clinique médicale à l'Université de Breslau, membre des Sociétés anatomique, de biologie, de chirurgie et médicale d'observation de Paris. *Ouvrage complet*. Paris, 1855-1861, 2 vol. in-fol. de texte, et 2 vol. in-fol. comprenant 200 pl. dessinées d'après nature, gravées et coloriées. 615 fr.

Le tome Ier, texte, 760 p., et le tome Ier, planches 1 à 94 (livraisons I à XX).

Le tome II comprend, texte 734 pages, et le tome II, planches 95 à 200 (livraisons XXI à XLI).

On peut toujours souscrire en retirant régulièrement plusieurs livraisons.

Chaque livraison est composée de 30 à 40 pages de texte, sur beau papier vélin, et de 5 planches in-folio gravées et coloriées. Prix de la livraison : 15 fr.

Cet ouvrage est le fruit de plus de douze années d'observations dans les nombreux hôpitaux de Paris. Aidé du bienveillant concours des médecins et des chirurgiens de ces établissements, trouvant aussi des matériaux précieux et une source féconde dans les communications et les discussions des Sociétés anatomique, de biologie, de chirurgie et médicale d'observation, M. Lebert réunissait tous les éléments pour entreprendre un travail aussi considérable. Placé maintenant à la tête du service médical d'un grand hôpital à Zurich, dans les salles duquel il a constamment cent malades, l'auteur continue à recueillir des faits pour cet ouvrage, vérifie et contrôle les résultats de son observation dans les hôpitaux de Paris par celle des faits nouveaux à mesure qu'ils se produisent sous ses yeux.

RACLE. **Traité de diagnostic médical,** ou Guide clinique pour l'étude des signes caractéristiques des maladies, par le docteur V. A. RACLE, médecin des hôpitaux, ancien chef de clinique médicale à l'hôpital de la Charité, professeur de diagnostic, etc. *Deuxième édition*, revue, augmentée et contenant le résumé des travaux les plus récents. Paris, 1859, 1 vol in-18 de 615 pages.. 5 fr.

ROBIN et VERDEIL. **Traité de chimie anatomique et physiologique** normale et pathologique, ou des Principes immédiats normaux et morbides qui constituent le corps de l'homme et des mammifères, par CH. ROBIN, docteur en médecine et docteur ès sciences, professeur d'histologie à la Faculté de médecine de Paris, et F. VERDEIL, docteur en médecine, chef des travaux chimiques à l'Institut agricole, professeur de chimie. Paris, 1853, 3 forts vol. in-8, accompagnés d'un atlas de 45 planches.... .... 36 fr.

TRIPIER. **Manuel d'électrothérapie.** Exposé pratique des applications de l'électricité à la médecine et à la chirurgie, par le docteur AUG. TRIPIER. Paris, 1861, 1 joli vol. in-18 jésus avec 100 figures intercalées dans le texte.. 6 fr.

TROUSSEAU. **Clinique médicale** de l'Hôtel-Dieu de Paris, par M. A. TROUSSEAU, professeur de clinique médicale de la Faculté de médecine de Paris, membre de l'Académie impériale de médecine, médecin de l'Hôtel-Dieu. Paris, 1862, tome II et dernier, in-8 de 880 pages............ 10 fr.
L'ouvrage complet, 2 vol. in-8............ .... 20 fr.

TROUSSEAU et BELLOC. **Traité pratique de la phthisie laryngée,** de la laryngite chronique et des maladies de la voix, par A. TROUSSEAU, professeur à la Faculté de médecine de Paris, médecin de l'Hôtel-Dieu, et H. BELLOC. D. M. P *Ouvrage couronné par l'Académie de médecine*. Paris, 1837, in-8, accompagné de 9 planches gravées.............. 7 fr.
Le même, figures coloriées... .... 12 fr.

Paris. — Imprimerie de L. MARTINET, rue Mignon, 2.

BIBLIOTHEQUE NATIONALE DE FRANCE

www.ingramcontent.com/pod-product-compliance
Ingram Content Group UK Ltd.
Pitfield, Milton Keynes, MK11 3LW, UK
UKHW020329180726
13839UKWH00002B/604